행복한 어깨를 위한 지침서

HAPPY SHOULDER

HAPPY SHOULDER - 행복한 어깨를 위한 지침서

펴낸곳 서울대학교출판문화원
펴낸이 성낙인
지은이 오주한

초판 1쇄 발행 2012년 3월 30일
초판 2쇄 발행 2015년 3월 30일
출판등록 제15-3호

주소 서울 관악구 관악로 1 우편번호 151-742
대표전화 02-880-5252, 팩스 02-889-0785
마케팅팀 02-889-4424, 02-880-7995
이메일 snubook@snu.ac.kr
홈페이지 www.snupress.com
영문홈페이지 eng.snupress.com

ISBN 978-89-521-1736-6 03510

행복한 어깨를 위한 지침서

HAPPY SHOULDER

오주한 지음

서울대학교출판문화원

차례

이 책자와 동영상을 접하는 여러분은 아마 어깨의 통증이나 기능 이상으로 병원을 방문한 후 운동 치료에 대한 교육을 받거나, 어깨 부위 수술 후 단계적인 재활 치료를 받는 중일 것입니다.

어깨 질환에는 흔히 오십견으로 알고 있는 유착성 관절낭염 외에도 어깨의 중요한 근육과 힘줄의 염증이나 파열을 동반한 회전근 개 질환이나 충돌 증후군, 관절염, 관절 연골의 일종인 관절순 파열, 어깨의 습관성 탈구 등 불안정성, 외상과 연관된 질환, 이두박근 건염, 스포츠 활동과 관련된 손상 등 다양한 질환이 존재합니다.

이 모든 질환에 공통적으로 적용할 수 있는 가장 중요한 치료 중 하나는 어깨의 운동 요법입니다. 약물이나 주사 치료 없이 운동 치료만으로 여러 단계의 질환을 치료할 수 있으며, 적절한 수술 후에도 운동 치료는 중요합니다.

저자는 환자가 병원에서 운동 치료를 배운 후 막상 집에서 운동 치료를 시작하려 하면 이렇게 하는 것이 맞는지, 운동중에 발생하는 통증이 잘못된 운동 방법 때문인 것은 아닌지 걱정해 운동 치료를 제대로 수행하지 못하는 경우를 많이 보았습니다.

병원에서 제공하는 간단한 운동 안내 팸플릿만으로는 환자의 불편함과 궁금증을 해소하고 보다 원활한 운동 치료를 수행하는 데 부족함이 있어 분당서울대학교병원 관절센터/정형외과 견관절 클리닉 의료진과 재활의학과 의료진은 어깨 질환 환자를 위한 어깨 운동 책과 동영상을 제작하게 되었습니다. 저자는 이 책에 어깨에 생길 수 있는 대표적인 질환에 대한 진단 방법과 치료 방법을 간단히 소개하고, 관련된 운동 치료 방법도 함께 기술했습니다. 동영상과 함께 보시면 그 효과가 더욱 배가될 것입니다.

이 책에 포함된 동영상은 환자의 질병이나 상태에 따라 수행할 수 있는 모든 운동 치료를 망라해 단계별로 진행할 수 있게 편집되었습니다. 즉 전문 의료진에게 운동 치료에 대한 설명을 충분히 들은 후, 집에서 혼자 운동할 때 배운 내용을 회상하면서 올바른 동작을 수행하기 위해 제작되었습니다. 전문 의료진의 지시나 설명 없이 혼자서 운동을 수행하면 올바른, 그리고 효과적인 운동 치료가 어려울 수 있습니다. 따라서 운동중에 통증이 갑자기 심해지거나 지속적인 운동 치료에도 증상의 호전되지 않는 경우에는 반드시 의료진과 상담해 운동 치료를 변경하거나 다른 치료 방법을 강구해야 합니다.

질환의 종류와 단계에 따라 적용할 운동이 다르지만, 동영상에서는 증상이 심한 경우에서부터 단계적으로 진행하는 순서에 따라 각 운동을 소개합니다(참고로 동영상은 오른쪽을 병변 부위로 삼고 촬영하였습니다).

어깨 질환에 대한 운동 치료는 크게 두 가지로 나눌 수 있는데, 하나는 관절의 운동 범위를 회복하는 운동이며, 다른 하나는 근력을 강화시키는 운동입니다. 관절의 운동 범위를 회복하는 운동은 다시 다른 사람이나 본인의 건강한 팔로 아픈 팔을 운동시키는 수동적 운동과 자신의 아픈 팔로 수행하는 능동적 운동으로 나눌 수 있습니다. 근력 운동은 어깨 주변의 견갑근 강화 운동, 등척성 운동 그리고 고무줄 등을 사용한 운동으로 나눌 수 있습니다.

모든 운동은 하루 3번에서 5번 정도, 한 번에 30분 가량 시행하고, 각각의 운동은 10~15회 정도 반복하며, 모든 운동은 최대 범위에 도달한 후 5~10초간 유지합니다. 모든 운동은 느리게 일정 속도로 시행하는 것이 좋으며, 본인의 전신 모습을 볼 수 있는 거울 앞에서 운동을 하는 것도 도움이 됩니다. 운동 전 온찜질을 하면 원활한 운동 범위 도달에 도움이 되며, 운동 후에는 냉찜질이 좋습니다. 한 번의 운동으로 모든 범위에 도달하려 하지 말고, 단계적으로 조금씩 운동의 범위와 난이도를 증가시켜야 합니다.

동영상의 끝 부분에는 수술한 환자를 위해 보조기를 착용하는 방법과 보조기를 착용하는 기간에 수행해야 할 수동적 관절 범위 회복 운동 등을 간략히 설명합니다.

다시 한 번 강조하면, 이 책과 동영상은 견관절을 전문으로 치료하는 의료진의 통합적 치료 과정의 일환으로서 하나의 보조 치료 도구이므로 전문 의료진과 상담한 후에 적용하기 바랍니다.

어깨에 발생할 수 있는 각종 질환에 대한 정보와 자가 운동 방법의 숙지는 약물 치료나 주사 치료, 물리 치료, 혹은 수술적 치료 등 전문 의료진의 의학적 치료와 함께 여러분의 어깨를 건강하고 튼튼하게 만들어 드릴 것이라고 확신합니다. 각종 치료로 어깨의 불편함이 없어진 후에도 자가 운동을 평상시 꾸준히 수행하면 질환의 재발이나 다른 병으로의 진행을 예방할 수 있으니 이러한 자가 운동을 습관화하기를 권합니다.

모쪼록 저희가 마련한 자료를 통해 여러분이 어깨 통증으로부터 벗어날 수 있기를 진심으로 바라며, 이 책이 나오기까지 도와준 서울대학교출판문화원과 심상미, 김혜란 선생을 비롯한 분당서울대학교병원 관절센터 견관절 팀원 여러분께 감사드립니다.

2012년 봄,

분당서울대학교병원 관절센터

오 주 한

Chapter 1

충돌 증후군

충돌 증후군이란?

팔을 들어 올릴 때 상완골 골두의 대결절과 견봉의 전방 1/3 부위가 접촉하면서 극상건을 압박하게 됩니다. 이것을 극상건 출구 충돌이나 충돌 증후군이라 합니다. 충돌이 생기면 힘줄에 염증이 발생하고, 점액낭염, 석회화 건염, 회전근 개 부분 파열, 오십견 등이 동반될 수 있습니다.

충돌 증후군이 발생하기 쉬운 위험 인자로는 어깨를 많이 사용하는 경우, 지붕을 이루는 뼈라 할 수 있는 견봉의 앞부분이 아래쪽으로 많이 기울어진 경우, 견봉 밑으로 뼈가 자라나는 골극이 있거나 견봉에 비정상적인 뼈(부골)가 있는 경우, 빗장뼈 관절로 알려진 견봉-쇄골 관절에 관절염이 있는 경우, 회전근 개 전상방에 있는 굵은 인대인 오구 견봉 인대가 두꺼워진 경우 등이 있습니다.

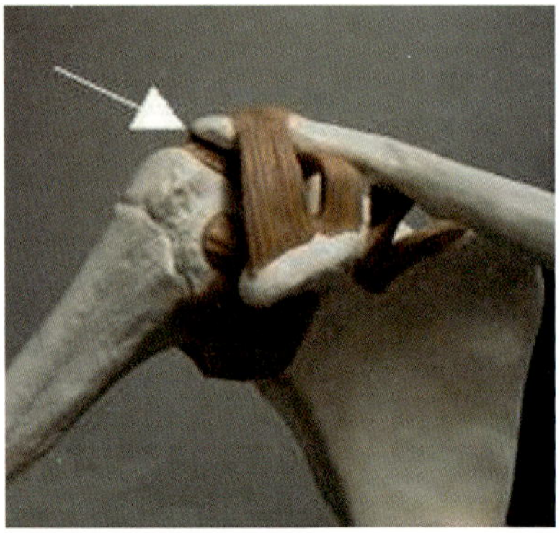

▲ 팔 거상시 견봉과 대결절 사이에서 충돌 현상이 발생하는 모습

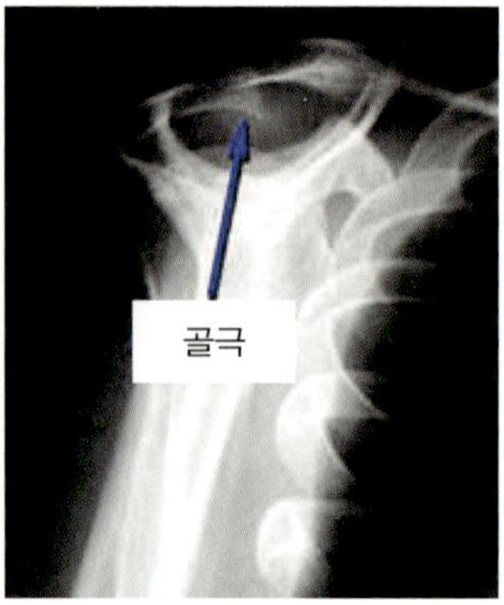

▲ 견봉 하방에 골극이 있는 경우 충돌 증후군이 발생할 가능성이 높다.

증상

통상적으로 팔을 위나 옆으로 들 때 특정한 각도(60~120도)에서 통증을 느끼는 경우가 전형적이고 수면시 야간통이 있을 수 있습니다. 이는 누울 경우 팔에 걸리는 중력이 사라지면서 어깨뼈의 하나인 상완골이 천장뼈인 견봉 쪽으로 가깝게 이동해 충돌 증상이 악화되기 때문입니다.

오십견으로 알려진 유착성 관절낭염은 모든 관절 운동 범위의 수동적 제한이 있지만 대부분의 충돌 증후군에서는 관절 운동 범위의 제한이 없다는 것이 차이점입니다. 물론 관절 운동의 제한과 충돌 증후군이 동시에 존재하는 경우도 있지만, 충돌 증후군과 회전근 개 질환은 특정 각도나 특정 동작에서의 통증이 전형적인 증상이라 할 수 있습니다.

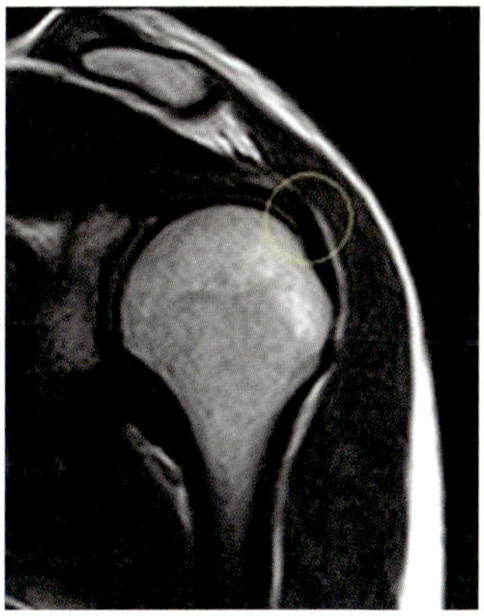
▲ MRI상 보이는 극상건의 건염

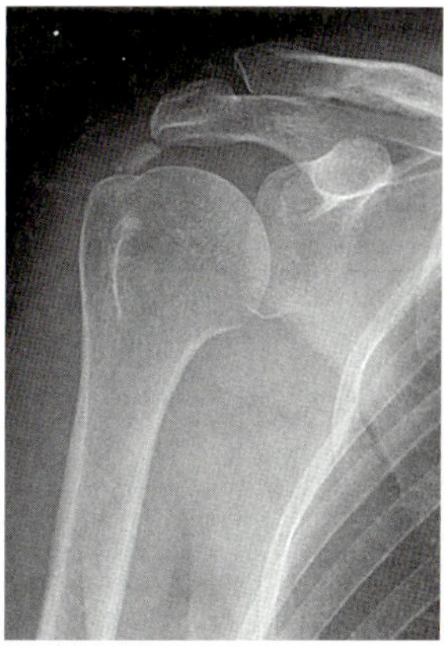
▲ 석회화 건염

석회화 건염은 응급실을 찾을 만큼 극심한 통증이 갑자기 발생하는 경우가 많으며 이러한 통증으로 인해 팔을 움직이지 못하거나 잠을 이루지 못하는 불편함을 호소합니다. 석회 물질이 흡수되는 시기에 통증이 특히 심한데, 급성 통증을 조절하더라도 만성 염증으로 진행하면 관절막에 염증을 유발해 결국 어깨 운동 범위가 감소됨으로써 이차적인 오십견(유착성 관절낭염)을 초래하기도 합니다.

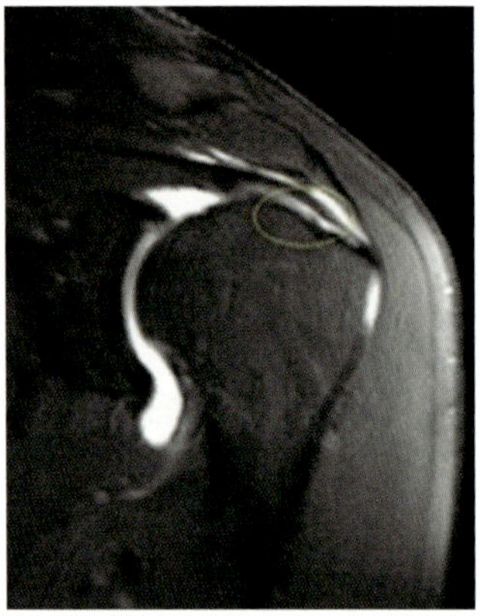

▲ 회전근 개 부분층 파열

회전근 개 부분층 파열이나 전층 파열에서는 통증 이외에도 근력의 약화 현상이 발생하기도 하며, 팔을 벌리는 외전이나 밖으로 돌리는 외회전 동작시 힘이 떨어지는 경우가 종종 있습니다. 광범위 파열의 경우 팔을 전혀 들지 못할 수도 있습니다.

치료

비수술적 치료

충돌 증후군은 일단 보존적 치료를 시행합니다. 소염진통제를 복용하고, 필요하면 견봉하 공간에 스테로이드를 주사하며, 적절한 관절 범위 회복 운동이나 근력 강화 운동을 함으로써 환자의 70~80%가 효과를 얻을 수 있습니다. 특히 스테로이드 주사는 염증을 급속히 줄여 통증을 감소시키고 지속적인 운동 치료를 가능케 하며 3개월의 간격을 두고 반복할 수 있습니다. 하지만 충돌 증후군은 기본적으로는 퇴행성 질환이므로 스테로이드를 비롯한 어떠한 치료 방법도 회전근 개의 병리 병변을 회복시키지는 않습니다. 더 이상 악화되지 않도록 관리하는 것이 중요하므로 급성기 치료가 끝나면 적절한 운동 치료를 통해 상태를 유지하는 것이 중요합니다.

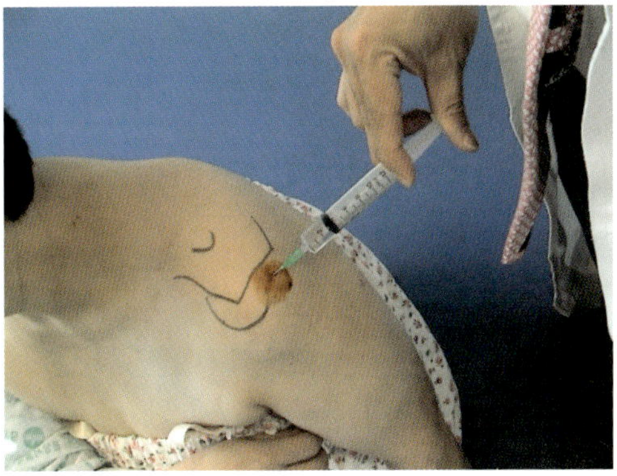

▲ 견봉하 공간에 스테로이드 주사

수술 치료

수술적 치료는 비수술적 치료가 효과가 없을 때, 근력이 약화되어 회전근 개 파열이 심각할 때, 그리고 지속적인 운동 범위의 감소로 일상 생활의 지장이 있을 때 제한적으로 시행하며, 90% 이상의 성공률을 보입니다. 대부분 관절경 수술을 시행하는데, 관절경하 견봉하 감압술이라 하며 염증이 있는 물주머니와 덧자라 나온 견봉의 골극을 제거합니다. 견봉-쇄골 관절염이 있는 경우는 원위 쇄골을 절제할 수도 있고 회전근 개 파열의 경우 정도에 따라 복원술을 시행합니다.

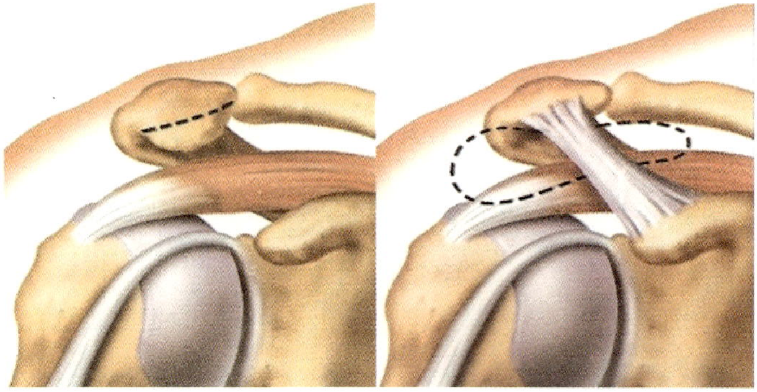

▲ 견봉하 감압술 모식도

Chapter 2

오십견

오십견이란?

어깨 관절의 염증과 함께 관절 운동 범위의 감소를 통칭해 오십견이라 합니다. 유착성 관절낭염, 동결견 등 여러 명칭으로 불리는데, 어떠한 원인이든 결과적으로 관절막에 염증이 생겨 통증이 유발됨으로써 어깨 관절의 운동 범위가 전 방향으로 줄어드는 현상을 통칭합니다.

원인

당뇨나 갑상선 질환 같은 기저 질환이 있는 경우, 다른 장기의 큰 수술 후, 골절 후, 충돌 증후군, 석회화 건염 등 여러 선행 인자가 있으나, 원인 미상인 경우도 있습니다.

치료

오십견의 경우는 대부분 수술적 처치를 요하지 않고 관절 운동 범위 회복 운동을 통해 치료가 가능하나, 이러한 운동중에 통증이 심하므로, 관절강에 스테로이드를 주사해 염증을 해소하고, 소염진통제, 근 이완제를 복용해 통증을 완화시킵니다. 오십견도 수술을 요할 경우 수동적 관절 구동술과 함께 관절경하 관절막 유리술을 시행할 수 있습니다.

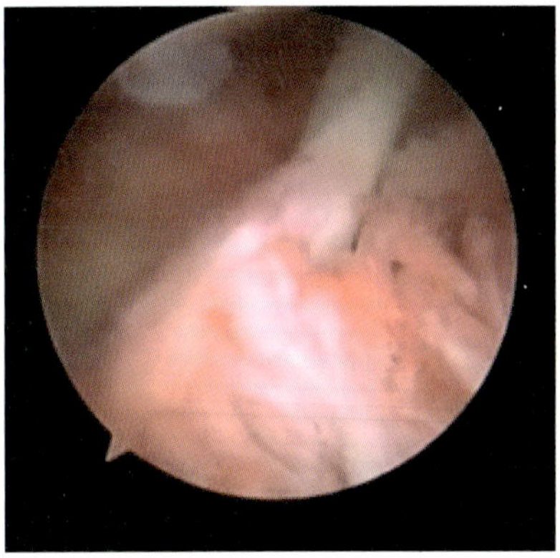

▲ 오십견의 관절경 소견

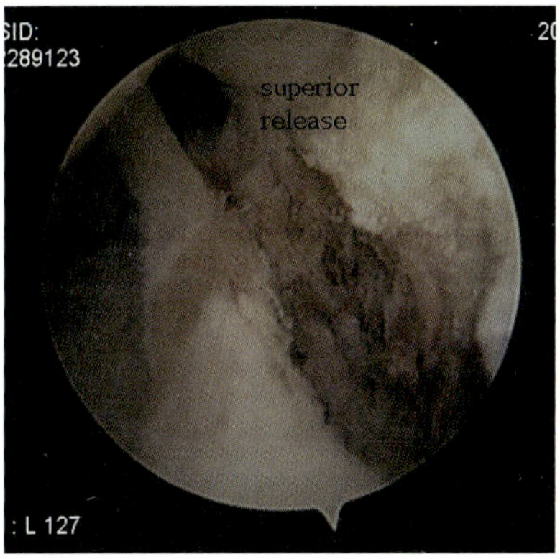

▲ 오십견으로 관절경하 관절막 유리술 시행 후

◆충돌 증후군에서 심한 통증과 함께 관절 운동 범위의 감소가 있거나 오십견에서 급성기 관절 범위 회복 운동(DVD: 급성기)

자기 힘으로 아프지 않은 팔을 이용해 시행할 수 있는 관절 운동 범위 회복 운동으로, 충돌 증후군에서 심한 통증이 동반되면서 관절 범위의 제한이 있거나 오십견에서 시행할 수 있는 첫 단계의 운동 치료입니다.

운동의 원칙은 견딜 수 있는 통증 범위까지 도달한 다음, 5~10초간 유지하고, 원래 위치로 돌아오는 것입니다. 소염진통제, 관절 내 혹은 견봉하 공간 내 주사 등 적절한 통증 치료가 꼭 동반되어야 합니다. 이러한 급성기 관절 범위 회복 운동은 누워서 시행하거나 등과 엉덩이를 벽에 붙이고 시행해야 효과적입니다. 관절 범위가 제한된 방향에 따라 전방 거상, 내전, 내회전, 외회전, 외전 운동으로 구분해 시행할 수 있고, 관절 운동 범위가 정상적으로 회복되면 단계적인 근육 강화 운동까지 진행합니다. 통상 뒷짐을 지는 내회전 동작이 가장 늦게 회복되는 경우가 많습니다.

※유의사항

근력 강화 운동은 관절 운동 범위가 85% 이상 회복된 이후 시작해야 하며 관절 범위 회복 스트레칭과 달리 아프지 않은 범위에서 근력 운동을 시작해 천천히 그 무게나 강도를 높여가야 합니다. 갑자기 무리하게 근력 운동을 하면 다시 염증을 유발해 통증과 관절 범위 감소가 재발할 수 있습니다(근력 강화 운동의 회전근 개 파열 편 참고).

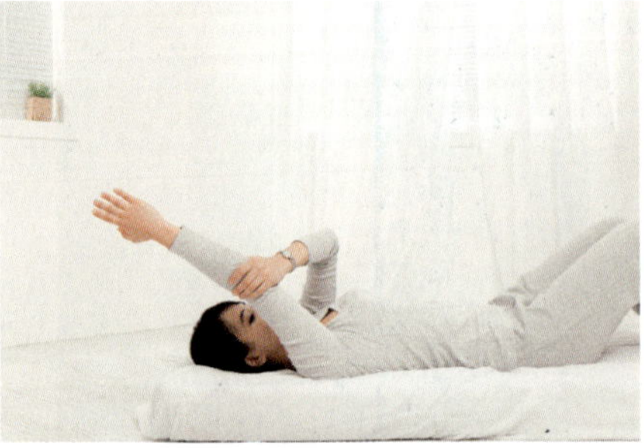

▲ 팔을 위로 들어 올리기(전방 거상) 운동

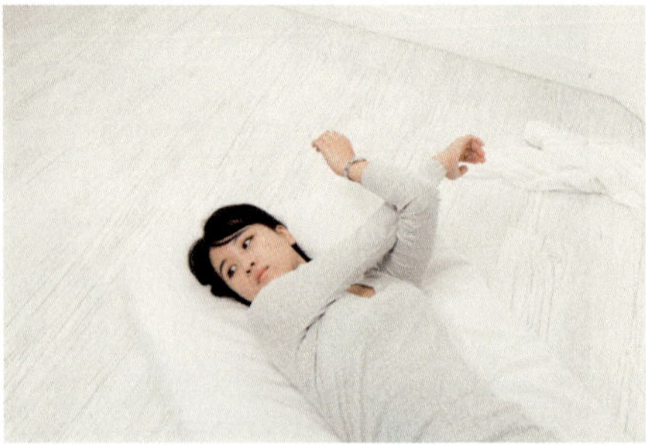

▲ 팔을 안으로 당기는 내전 운동

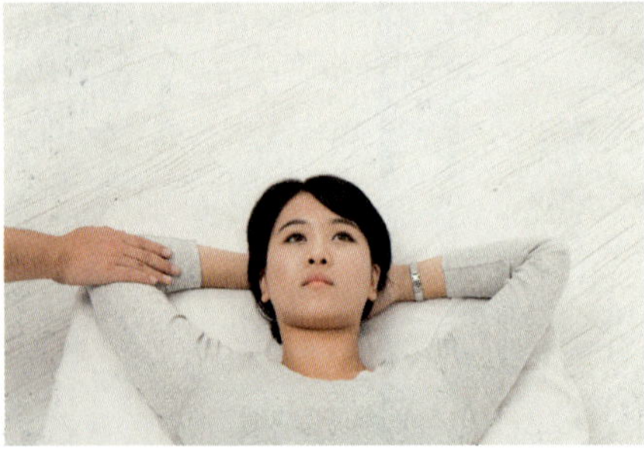

▲ 운동을 도울 사람이 있을 때 누워서 하는 외회전 운동

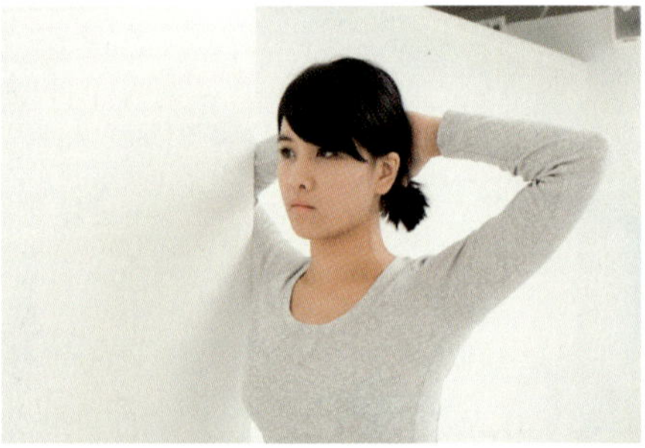

▲ 서서 혼자 할 수 있는 외회전 운동

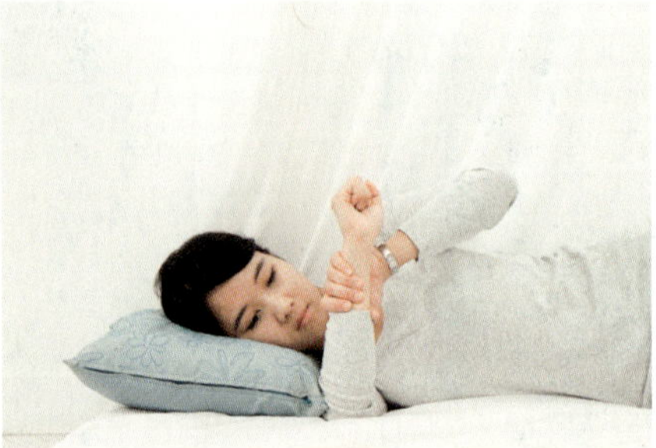

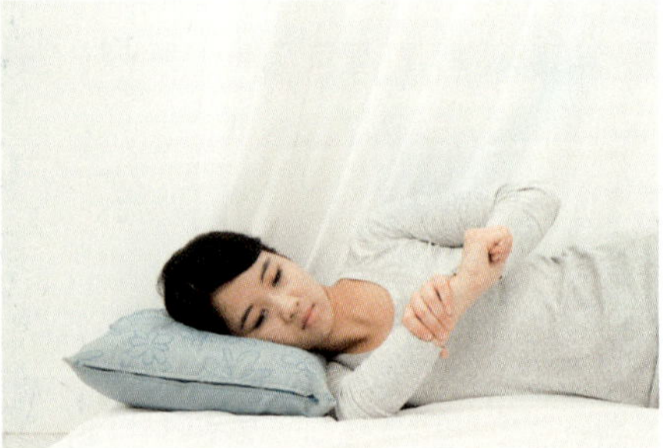

▲ 옆으로 누워서 하는 내회전 운동

Chapter 3

회전근 개 파열

회전근 개 파열이란?

회전근 개는 근육이 어깨를 움직일 때 그 힘을 전달하는 부위로, 어깨를 이루는 뼈인 근위 상완골을 관절에 부착하는 4개 근육으로 이루어진 힘줄 부분입니다. 회전근 개를 이루는 4개의 근육은 앞쪽의 견갑하근, 위쪽의 극상근, 그리고 뒤쪽의 극하근과 소원형근입니다.

회전근 개 근육

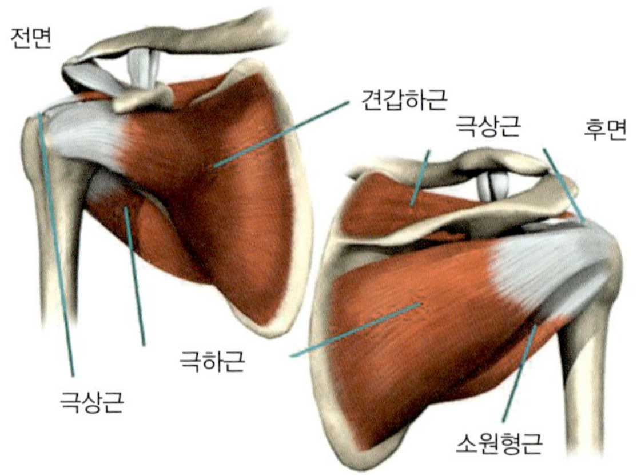

회전근 개는 어깨의 지붕 역할을 하는 뼈인 견봉 아래로 지나가기 때문에 위아래 뼈 사이의 공간에서 마찰되거나 손상 받기 쉬운 해부학적 위치에 있고, 이 위치에서 퇴행성 변화나 마모 등에 의해 파열이 일어나게 됩니다.

회전근 개는 흔히 부분층 파열과 전층 파열로 분류합니다. 부분층 파열은 회전근 개의 부분적인 파열은 있으나 연결이 남아 있는 상태를 말하며, 4개의 회전근 개 중 하나라도 완전히 끊어진 상태를 전층 파열이라고 합니다. 회전근 개가 파열되면 어깨를 움직일 때 통증이 발생하고, 근력이 감소하며, 관절의 운동 범위가 줄어들 수 있습니다. 이는 사고의 후유증 등

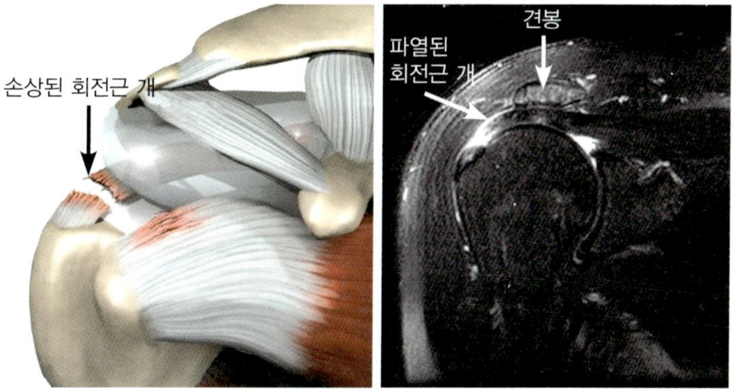

▲ 회전근 개 파열을 보여주는 MRI 사진

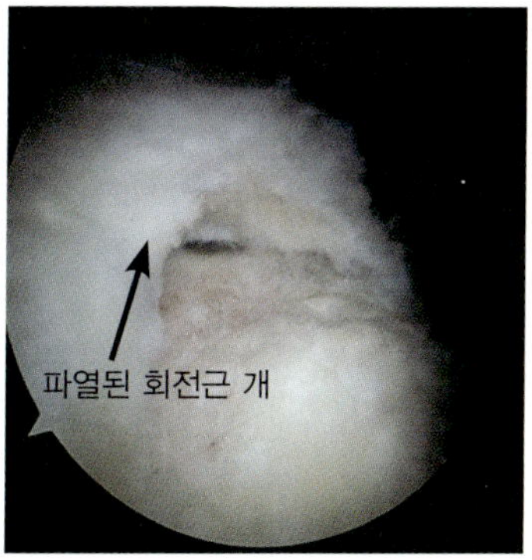

▲ 회전근 개 파열을 보여주는 관절경 사진

으로 갑자기 나타날 수도 있으나 대부분 퇴행성 변화로 점진적으로 발생하게 됩니다.

원인

회전근 개 파열은 60세 전후 연령에서 50% 이상이 이환될 정도로 흔한 병입니다. 대체로 회전근 개 자체의 문제로 인한 내부적 원인과 외부적인 원인으로 구분할 수 있는데 내부적 원인으로는 혈액 공급의 변화, 교원 섬유의 변화, 국소 건조직의 퇴행성 변화 등이 있으며, 외부적 원인으로는 어깨를 이루는 뼈의 형태학적 이상, 과도한 인장력, 반복적 사용, 운동 역학의 이상 등이 있습니다.

증상

이 통증은 특히 밤에 심하고 때때로 아픈 팔의 아래까지 뻗치기도 합니다. 환자에 따라 회전근 개 파열이 있음에도 통증이 없는 경우도 있지만 대부분 결국 통증이 생기게 됩니다. 파열된 채 시간이 경과하면 파열의 정도가 더 커지고 근육의 지방화가 발생해 증상이 악화되거나 수술 후의 결과가 좋지 않을 수 있습니다. 일부는 시간이 지남에 따라 근육 퇴축 및 지방화 진행에도 불구하고 통증이 줄어들 수 있어 적정 치료 시기를 놓치는 경우도 있습니다. 회전근 개 파열은 자연 치유되지는 않습니다.

치료

비수술적 치료

일반적으로 회전근 개 부분층 파열은 일차적으로 비수술적 치료를 시행합니다. 비수술적 치료에는 일상 동작 조절, 소염진통제 등 약물 복용, 국소 스테로이드 주사, 물리 치료 및 운동 치료 등이 있습니다. 여기서 가장 중요한 것은 회전근 개의 기능 회복이기 때문에 관절 운동 범위의 제한이 있는 경우에는 먼저 수동적 운동을 통해 관절 운동 범위를 확보하고(오십견 편 참고, DVD: 급성기), 그 뒤 회전근 개 및 어깨 주위 근육의 근력을 증가시켜 기능을 회복하도록 합니다.

모든 운동 치료는 심한 통증이 유발되지 않는 범위 내에서 시행합니다. 근력 강화 운동을 많이 하는 것이 좋다고 생각할 수 있으나, 너무 과도한 운동은 이미 약해진 근육에 더욱 손상을 줄 수 있어 원하는 치료 효과를 기대하기 어렵습니다. 이러한 비수술적 치료는 활동량이 적은 환자에게 더 적합한 치료 방법이라고 할 수 있고 증상의 호전을 기대할 수 있지만, 파열된 회전근 개가 유합되지는 않습니다.

3~6개월 동안 비수술적 치료를 충실히 시행해도 증상이 호전되지 않으면 수술을 고려할 수 있습니다. 활동량이 많은 환자의 경우는 회전근 개의 기능이 더 많이 요구되므로 조기에 수술적 치료를 고려하게 됩니다. 회전근 개 전층 파열의 경우 대부분 수술적 치료를 시행합니다. 봉합 수술을 지나치게 연기하면 완전히 회복되기 어려울 수 있어, 수술적 치료가 너무 늦어지지 않도록 합니다.

수술 치료

수술은 크게 회전근 개 주변 조직의 염증을 제거하고 퇴행성 변화가 일어난 울퉁불퉁한 뼈를 다듬는 감압술과, 실이 달린 특수 나사를 뼈에 삽입하고 파열된 회전근 개를 꿰매는 봉합술로 구성됩니다. 수술 방법에 따라 절개를 가해 시행하는 개방성 수술과 관절경으로 시행하는 관절경적 수술로 나뉩니다. 대부분 관절경 수술이 가능하나, 이들 중 파열의 정도가 크고, 근육의 퇴축 정도가 심한 경우에는 개방성 수술을 고려하게 됩니다.

이러한 수술적 봉합술을 통해 회전근 개를 파열되기 전의 유합 상태

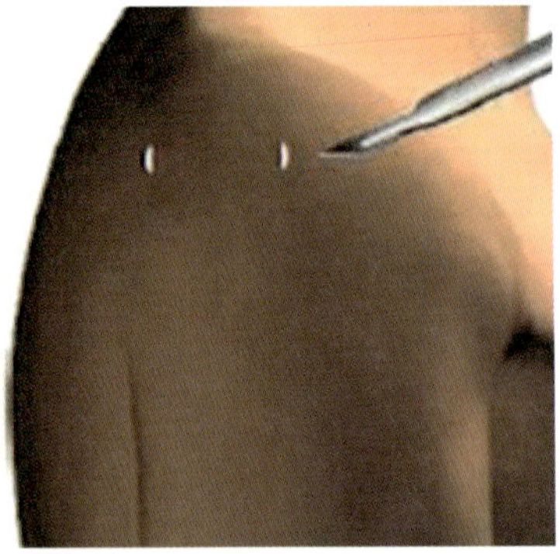

▲ 관절경적 수술에서의 작은 피부 절개

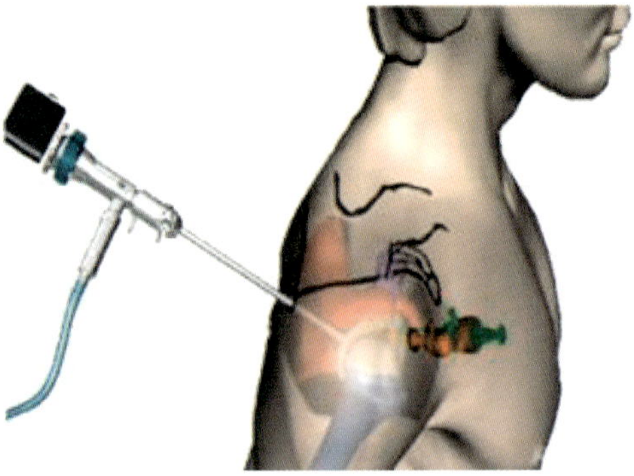

▲ 작은 피부 절개를 통해 기구를 삽입한 모습

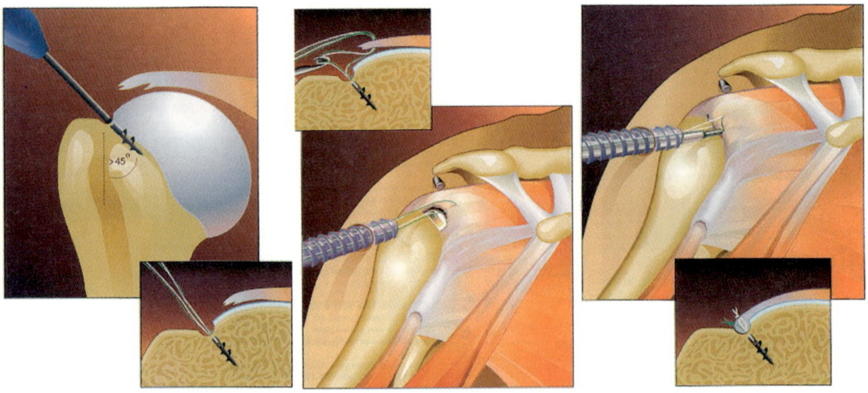

▲ 관절경적 회전근 개 봉합술을 시행하는 모식도

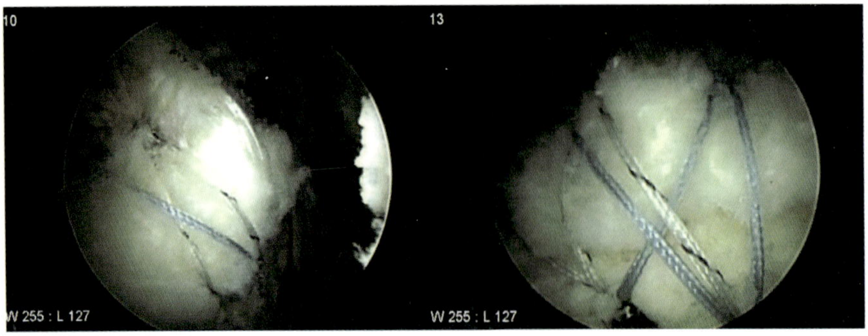

▲ 관절경으로 회전근 개를 봉합한 모습

로 만들 수 있습니다. 부분 파열뿐 아니라 전층 파열인 경우에도 90~95% 정도의 환자가 호전된다고 알려져 있습니다. 그러나 흡연이나 당뇨, 다수의 국소 스테로이드 주사를 맞았던 과거력이 있거나 재발성 파열인 경우, 봉합술의 결과가 이보다 좋지 않을 수 있습니다. 따라서 회전근 개 파열의 조기 발견과 그 상태에 적합한 치료의 결정이 무엇보다 중요합니다.

수술 후 합병증

수술 후 합병증으로는 회전근 개 재파열이나 어깨 관절 강직이 있을 수 있고, 드물게 감염이나 신경 손상, 봉합사 및 봉합 나사못과 관련된 합병증이 있을 수 있습니다.

수술 후 재활 치료

수술 후 재활 치료는 크게 3단계로 나눌 수 있습니다.

① 수동적 관절 운동 단계(DVD: 수술 후 회복기 운동)

1단계는 파열의 정도에 따라 차이는 있지만 일반적으로 수술 후 5~6주까지의 기간에 해당되며 어깨 관절 외전 보조기를 착용해야 합니다. 이 시기에는 어깨 관절에 환자 스스로의 힘이 들어가는 능동적 관절 범위 운동이나 능동적-보조적 관절 범위 운동은 금지되고 수동적인 관절 운동만 시행합니다. 그러나 어깨를 으쓱하는 운동이나 주먹을 쥐었다 펴는 운동, 손목이나 팔꿈치의 운동은 능동적으로 시행할 수 있습니다. 수동적 관절 운동은 기계를 이용해 시행할 수 있고, 보호자의 도움을 받거나 본인의 정상 측 팔을 이용해 시행할 수 있습니다. 수동적 관절 운동은 전방 굴곡과 외전, 외회전에 대해 시행하는데, 이때 운동은 고정된 외전 높이 이상에서 시행합니다.

모든 수술 환자에게 이러한 수동적 운동이 필요한 것은 아니지만, 추가적인 재활 과정의 편의를 위해 안전한 수동적 운동 방법인 기계 운동을 추천합니다. 당뇨가 있거나 석회성 건염, 관절순 파열을 동반한 경우, 수술 전에 수동적 관절 운동의 제한이 있는 경우 등은 수술 후 어깨의 강직이 올 가능성이 많으므로 반드시 수술 후 조기 수동적 관절 운동을 시행해야 합니다. 하지만 3cm 이상의 파열이나 전신 혹은 나사못이 삽입된 국소 부위에 골다공증이 있는 경우 보조기를 뗄 때까지 수동적 운동을 금지합니다. 이 밖에 어깨에 힘을 주지 않은 상태로 시계추 운동을 시행할 수 있고 아쿠아 치료도 고려할 수 있습니다.

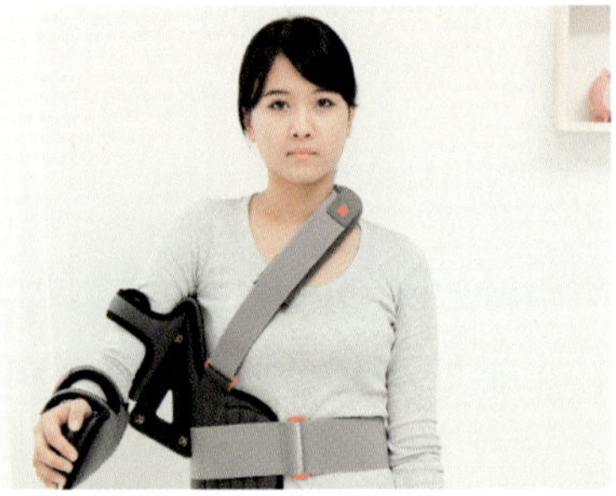

▲ 어깨 관절 외전 보조기를 착용한 모습

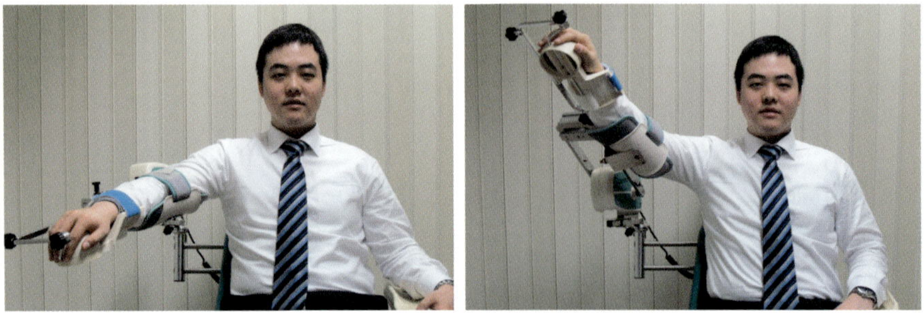

▲ 기계를 이용한 수동적 운동

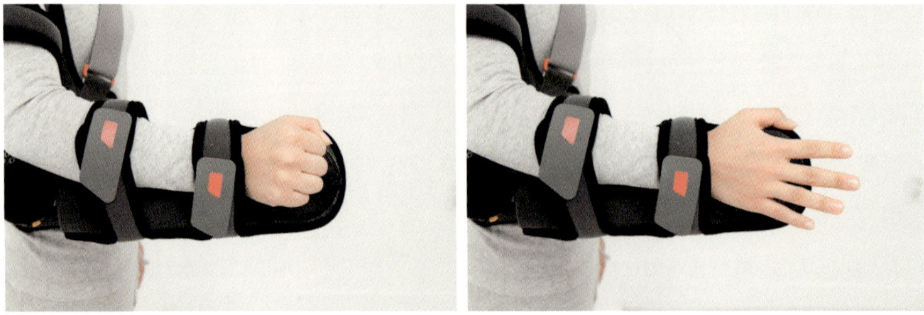

▲ 주먹 쥐었다 폈다 하기

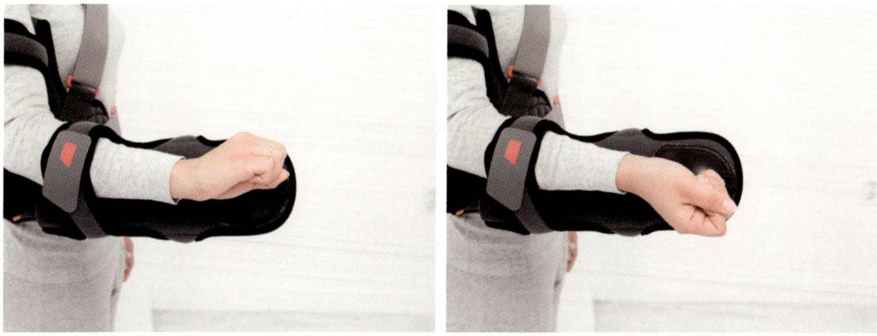

▲ 손목 운동하기

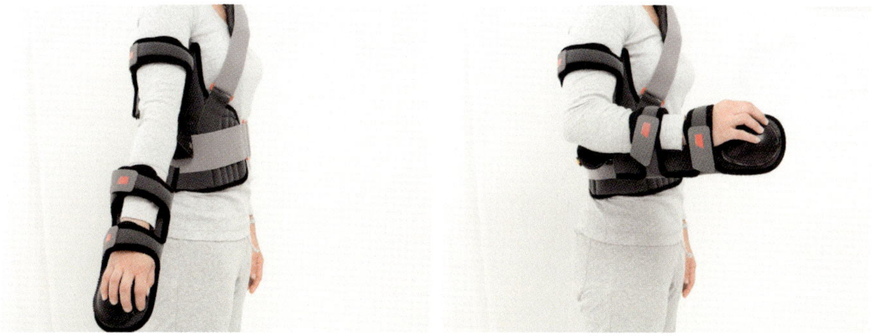

▲ 팔꿈치 운동하기

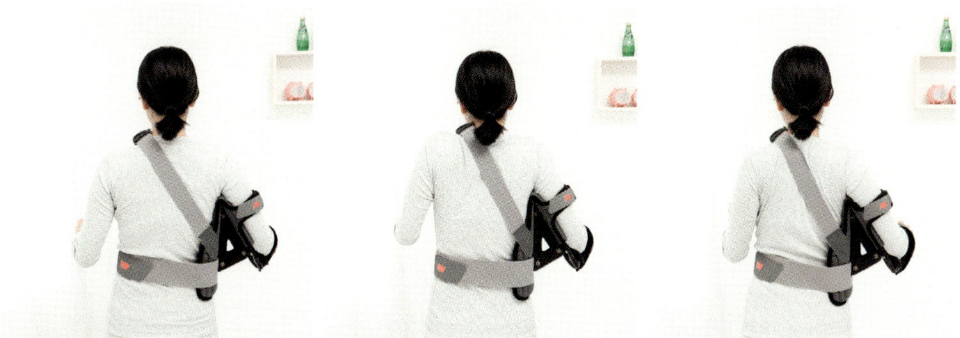

▲ 어깨 으쓱하기

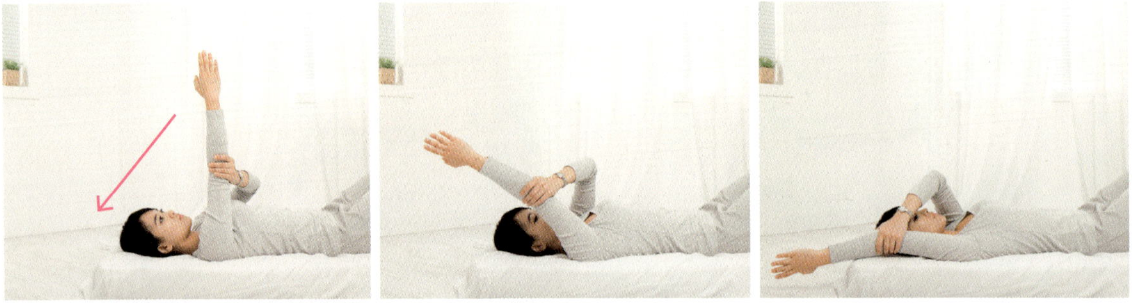

▲ 수동적 전방 굴곡 운동

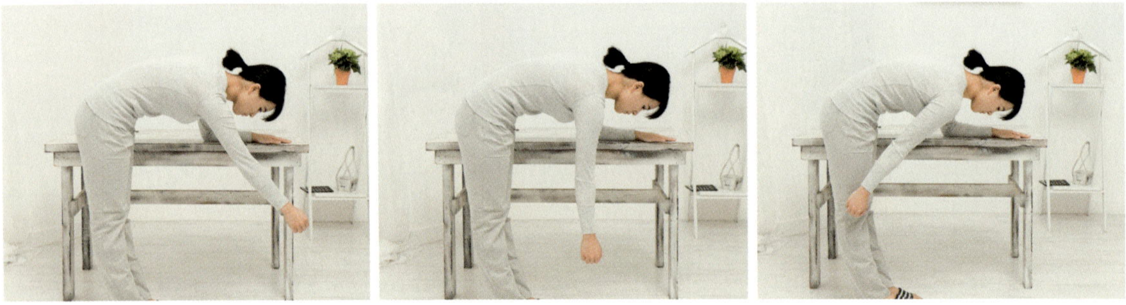

▲ 시계추 운동을 하는 모습

② **능동적 관절 운동 단계**(DVD: 회복기 1 - 봉을 이용한 운동)

2단계는 수술 후 5~6주에서 12주까지의 시기를 말하며 파열의 정도에 따라 다소 차이는 있으나 대체로 5~6주 정도부터 보조기 착용을 중단하고 능동적 관절 범위 운동을 시작합니다. 이때 근력 강화 운동은 시행하지 않습니다. 운동의 목표는 전방 굴곡 160도, 외회전 60도, 외전 90도까지 증가시키는 것이며 운동 방법은 다음과 같습니다. 목표에 도달하기 위해 수동적 관절 범위 운동을 계속하면서 봉이나 도르래를 이용해 능동적-보조적 관절 범위 운동을 시작합니다. 능동적-보조적 관절 범위 운동이 완료된 후에는 견딜 수 있을 정도까지 능동적 관절 범위 운동을 하고 운동의 마지막 단계로 가볍게 수동적 스트레칭을 합니다.

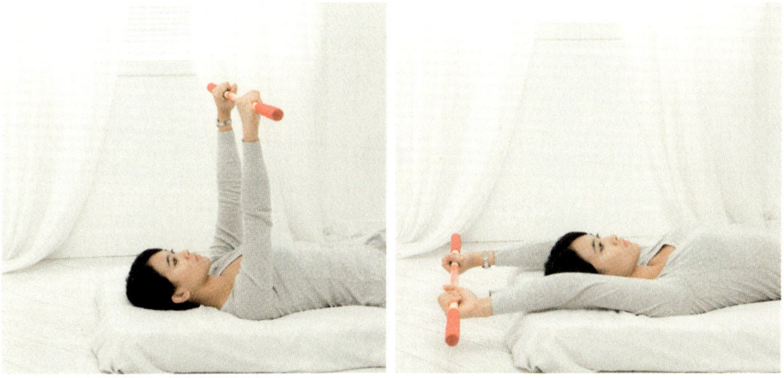

▲ 봉을 이용한 전방 굴곡 운동

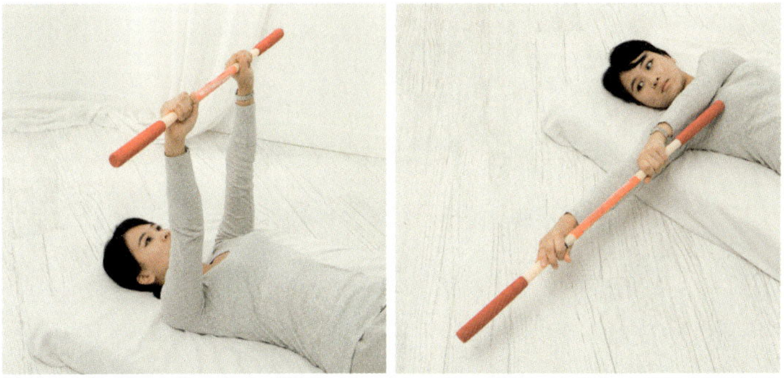

▲ 봉을 이용한 외전 운동(우측 어깨)

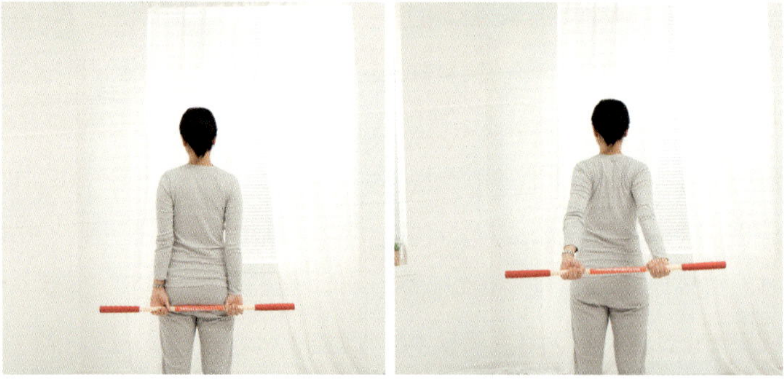

▲ 봉을 이용한 신전 운동

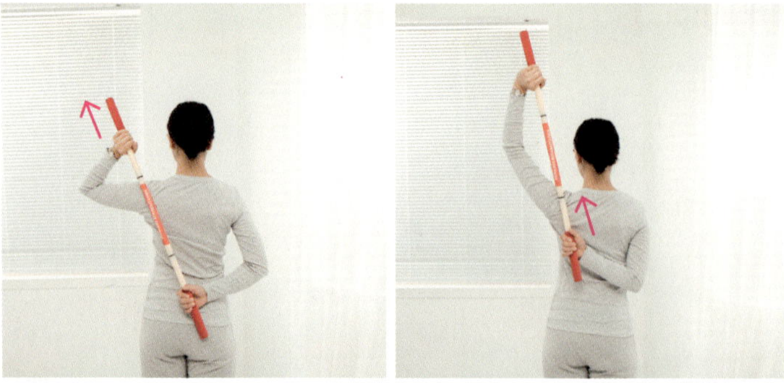

▲ 봉을 이용한 내회전 운동

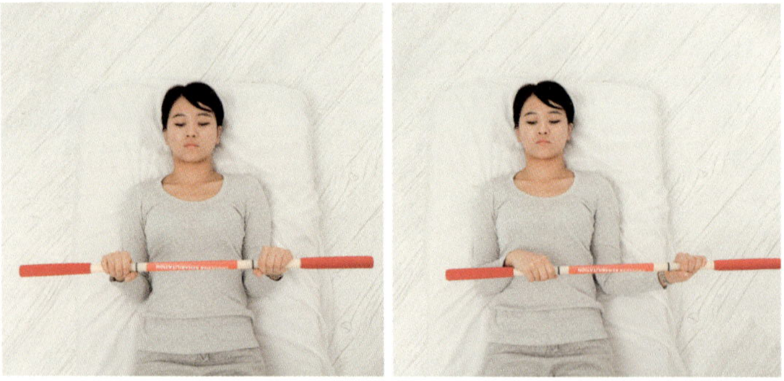

▲ 봉을 이용한 외회전 운동(좌측 어깨) 및 내회전 운동(우측 어깨)

③ 근력 강화 운동 단계(DVD: 근력 강화 1 - 등척성 운동, 근력 강화 2 - 고무줄을 이용한 운동)

3단계는 수술 3개월 이후의 시기이며 이 시기에 근력 강화 운동을 시행하게 됩니다. 3단계로 호전되기 위해서는 일단 능동적 관절 범위 운동에서 통증이 없고 진찰에서 특이 소견이 없어야 합니다. 이 시기의 목표는 어깨의 근력 강화와 지구력 향상, 신경 근육 조절능력의 향상이며 기능적 능력까지 점진적으로 회복하기 위해 준비하는 시기입니다. 아프지 않은 쪽 어깨와 같은 운동 범위를 얻도록 수동적 관절 범위 운동, 능동적-보조적 관절 범위 운동, 그리고 능동적 관절 범위 운동을 지속적으로 시행하고 운동 범위의 끝 부분에서 수동적으로 관절낭 스트레칭을 시행합니다. 추가로 근력 강화 운동을 시행하는데, 해당 운동으로는 등척성 근력 강화 운동, 치료용 밴드를 이용한 근력 강화 운동, 그리고 견갑골 주변근 강화 운동이 있습니다.

◆등척성 근력 강화 운동

등척성 근력 강화 운동은 상체를 고정한 상태로 벽을 밀면서 버티는 운동입니다.

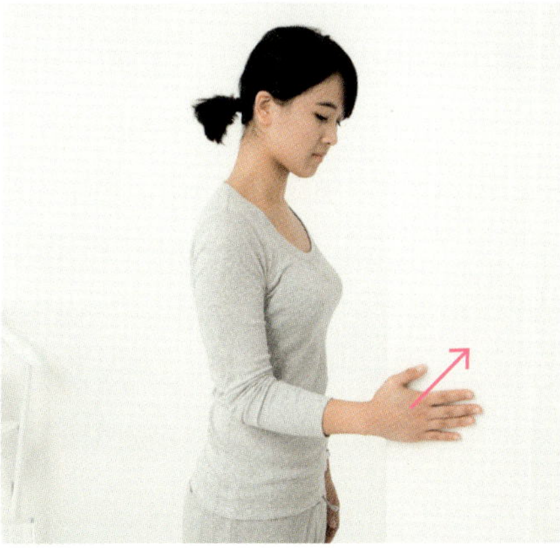

▲ 등척성 내회전 운동

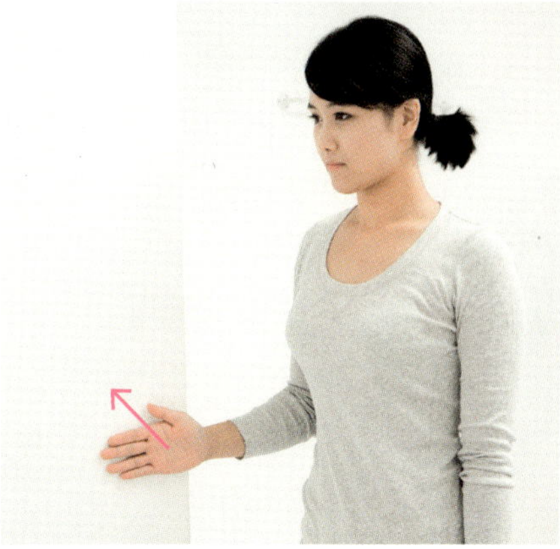

▲ 등척성 외회전 운동

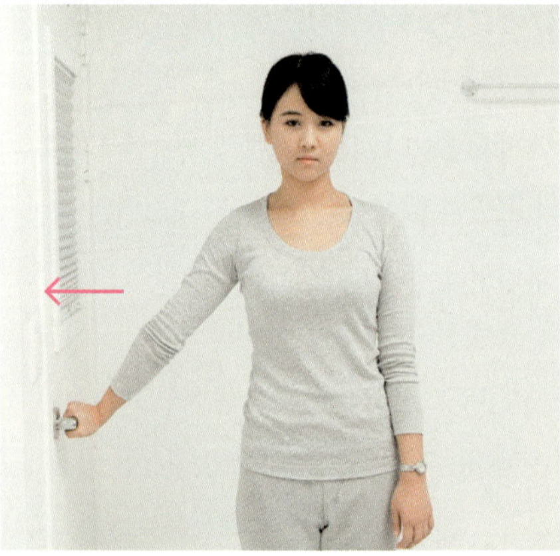

▲ 등척성 외전 운동

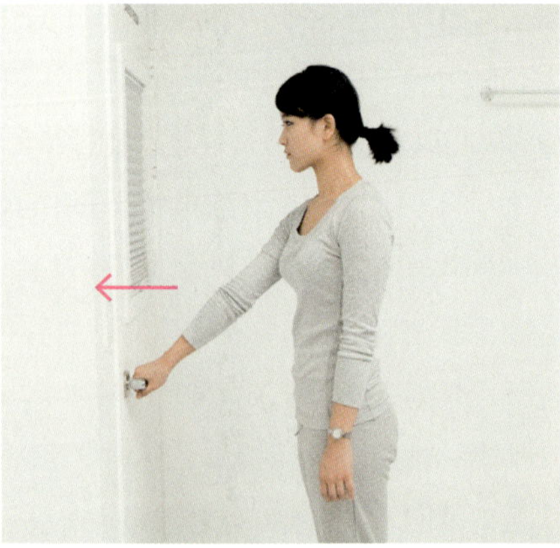

▲ 등척성 전방 굴곡 운동

◆치료용 고무 밴드를 이용한 근력 강화 운동

치료용 밴드를 이용한 근력 강화 운동은 4가지 색깔의 밴드를 이용합니다. 밴드는 1~6파운드의 저항을 가지며 색깔별로 1파운드(0.45kg)씩 증가하는데, 보통 2~3주 간격으로 단계를 올립니다. 만약 현재 밴드에서 어떤 불편함을 느낀다면 다음 밴드로 올라갈 수 없습니다. 내회전, 외회전, 외전, 전방 굴곡, 그리고 신전 운동의 5가지 운동으로 구성되며 각 운동에서 두 번째 자세를 10초간 유지합니다. 하루에 3번 시행하고 각 운동을 각각 10~15회씩 반복합니다. 시작하는 자세는 어깨가 전방 굴곡, 외전, 외회전에서 중립 위치인 0도에서 시작하며, 5가지 운동 모두 45도 이상의 각도가 될 수 있도록 합니다. 천천히 느린 속도로 시행하고 몸의 반동을 이용하지 않아야 합니다. 다시 1번째 자세로 돌아갈 때는 고무줄의 탄성에 저항하면서 천천히 원위치 하도록 합니다.

이러한 치료용 밴드를 이용한 근력 강화 운동이 원활히 이루어지면 같은 자세에서 가벼운 아령을 이용한 운동으로 발전시킬 수 있습니다.

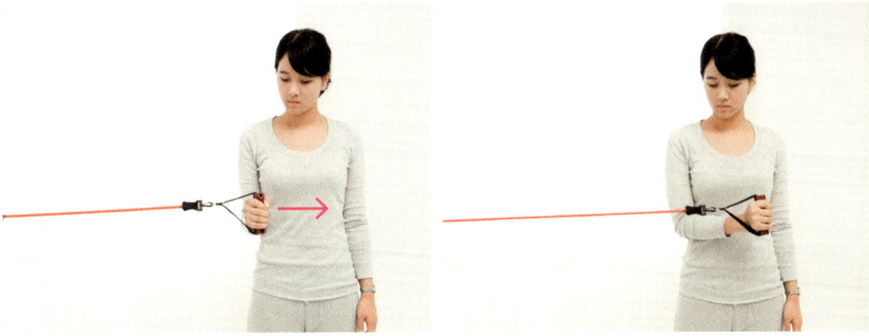

▲ 치료용 밴드를 이용한 내회전 운동

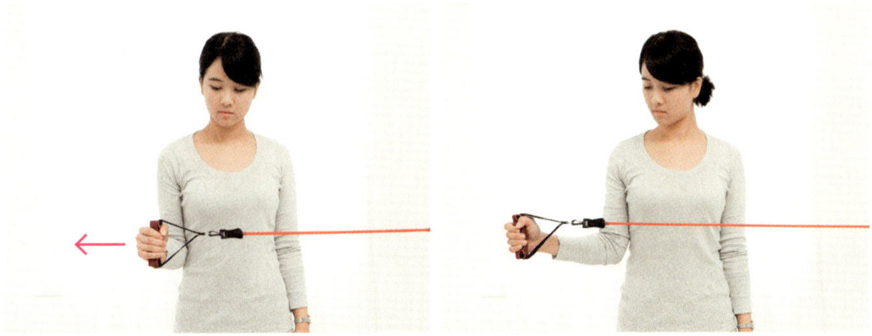

▲ 치료용 밴드를 이용한 외회전 운동

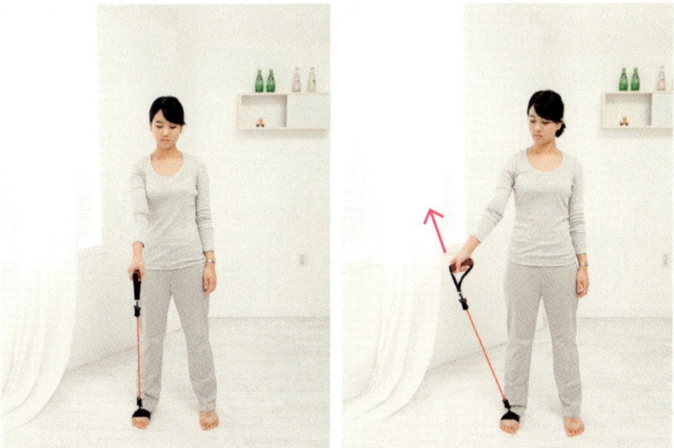

▲ 치료용 밴드를 이용한 외전 운동

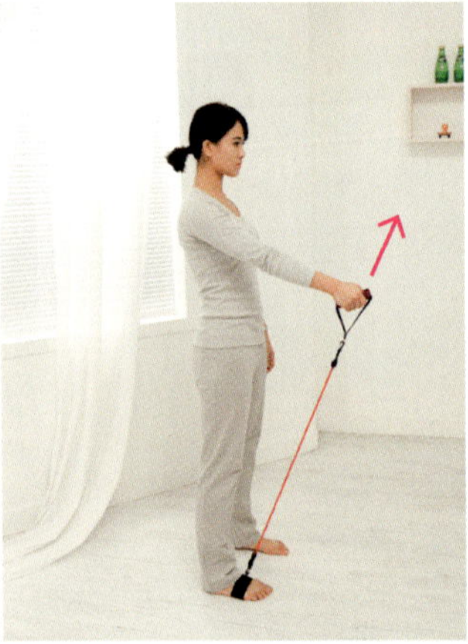

▲ 치료용 밴드를 이용한 전방 굴곡 운동

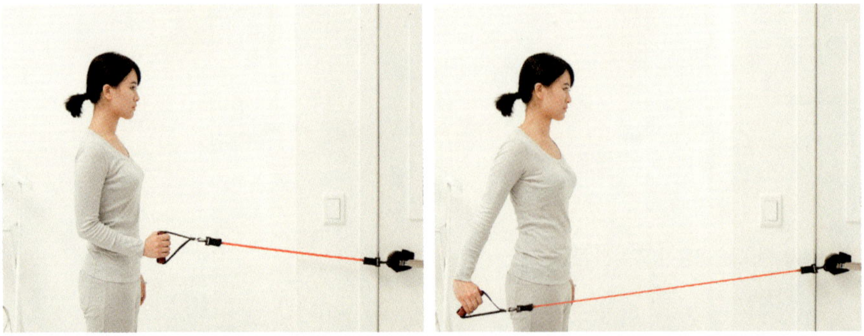

▲ 치료용 밴드를 이용한 신전 운동

◆견갑골 주변근 강화 운동(DVD: 회복기 3 - 어깨 주위 근육 강화 운동)

마지막으로 견갑골 주변근 강화 운동을 시행하며 팔 굽혀 펴기, 어깨 으쓱하기, 밀어 올리기 운동이 있습니다.

팔 굽혀 펴기: 먼저 벽에서 약 30cm 정도 떨어져 발과 손을 어깨 넓이로 벌리고 천천히 몸을 벽 쪽으로 기울여 코가 벽에 닿을 듯 말듯한 자세를 취한 다음 5~10초 유지하고 돌아오는 벽 짚고 팔 굽혀 펴기를 시행합니다. 이후 벽 짚고 팔 굽혀 펴기가 통증 없이 원활히 이루어지면 엎드려 무릎 대고 팔 굽혀 펴기로 전환하고 최종적으로 보통의 팔 굽혀 펴기로 전환합

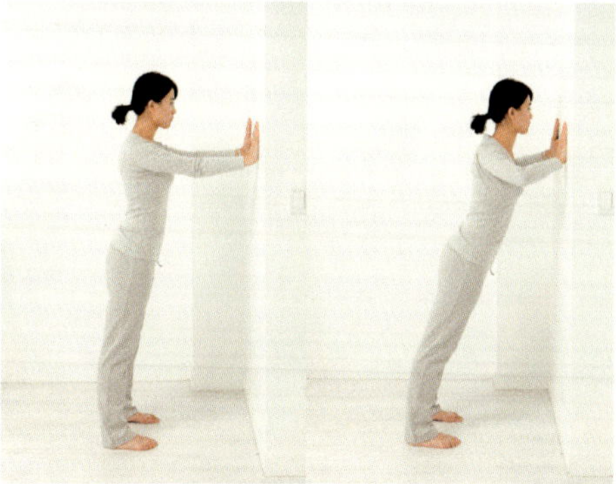

▲ 벽 짚고 팔 굽혀 펴기

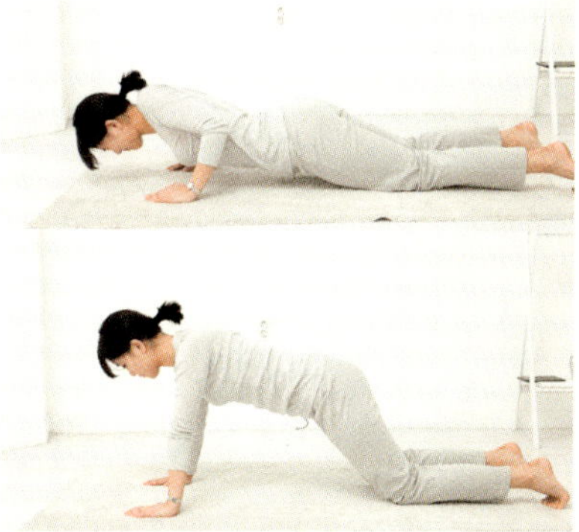

▲ 무릎 대고 팔 굽혀 펴기

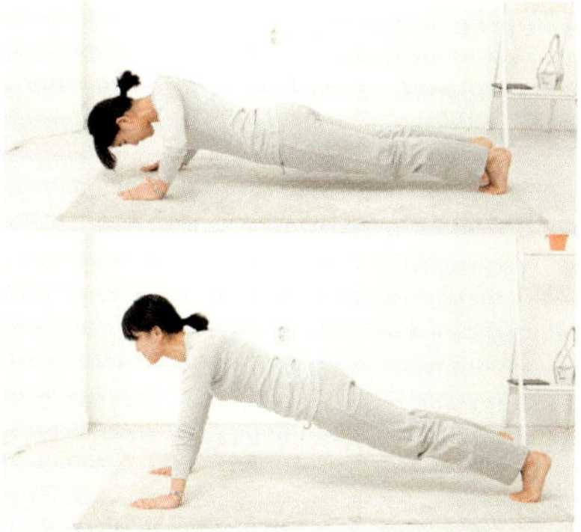

▲ 보통의 팔 굽혀 펴기

니다.

어깨 으쓱하기 운동: 약 30cm 정도의 막대 중간에 약 1m 정도의 줄을 묶고 그 끝에 약 3kg 정도의 무게를 매달아 놓습니다. 발을 어깨 넓이로 벌리고 막대의 양 끝을 손으로 잡고 서서 서서히 무게를 끌어 올리고 5~10초간 유지합니다. 이때 무게는 휴식기일 경우 바닥에 닿아 있도록 줄의 길이를 조절해 근육에 지속적으로 힘이 가해지지 않도록 하고, 팔꿈치를 구부려서 올리지 않고 어깨를 으쓱해 올리는 것에 주의해야 합니다. 3Kg 정도가 무겁다고 느끼면 무게를 낮추고 힘이 약한 경우에는 무게 없이 해도 무방합니다.

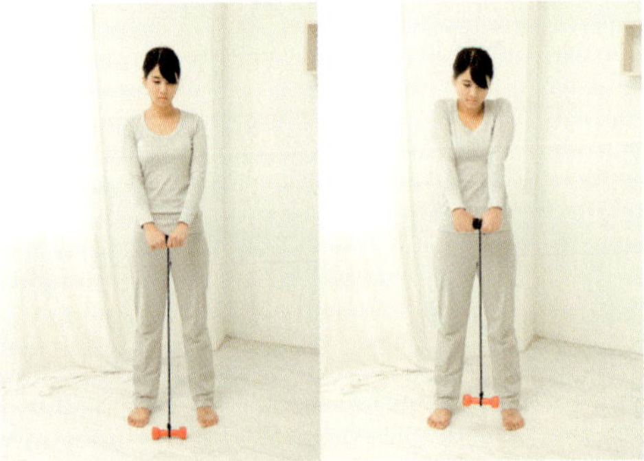

▲ 어깨 으쓱하기 운동

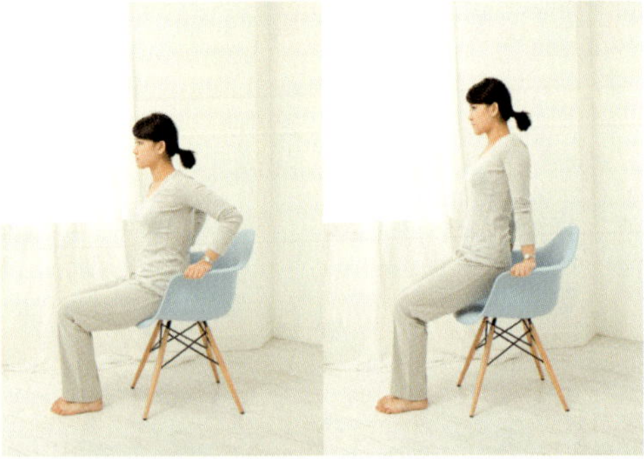

▲ 밀어 올리기 운동

밀어 올리기 운동: 팔걸이가 있는 의자에 앉아서 시행합니다. 팔로 양쪽 팔걸이를 잡고 팔을 뻗어 몸을 의자로부터 일으켜 팔로 몸무게를 지탱한 자세를 5~10초간 유지합니다.

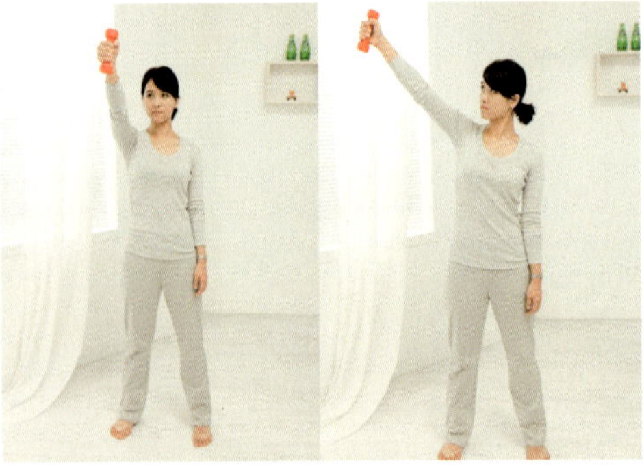

▲ 아령으로 운동하기

Chapter 4

회전근 개 파열 관절병증

회전근 개 파열 관절병증이란?

어깨 관절에는 회전근 개라는, 상완골 두를 관절와로 끌어당기고 어깨 관절을 안정시키는 근육이 있습니다. 회전근 개는 어깨 관절을 안정되게 유지시켜 삼각근이 팔을 들어 올릴 수 있게 하는 아주 중요한 근육입니다.

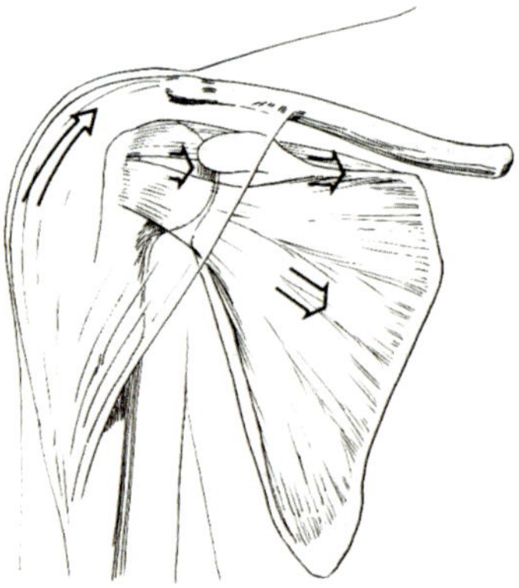

▲ 회전근 개가 상완골 두를 관절와로 끌어당기는 모습

그러나 이러한 근육의 기능이 소실될 때, 즉 회전근 개가 광범위하게 파열되면 정상적으로 팔을 들어 올리지 못하게 되는 경우가 있습니다. 즉 팔을 들어 올리려 해도 어깨만 으쓱거린다거나, 극심한 통증이 있어 2차적으로 팔을 들어 올리지 못하게 됩니다. 이는 어깨를 안정시키는 회전근 개가 이미 파열되어 어깨 관절이 전상방으로 탈구되고, 상대적으로 삼각근의 길이가 짧아져 팔을 드는 근육의 힘이 줄어들기 때문입니다. 이런 상황을 회전근 개 관절병증이라고 하며, 어깨 관절의 지붕인 견봉과 상완골 두의 연골이 닳아 없어지는 경우도 있습니다.

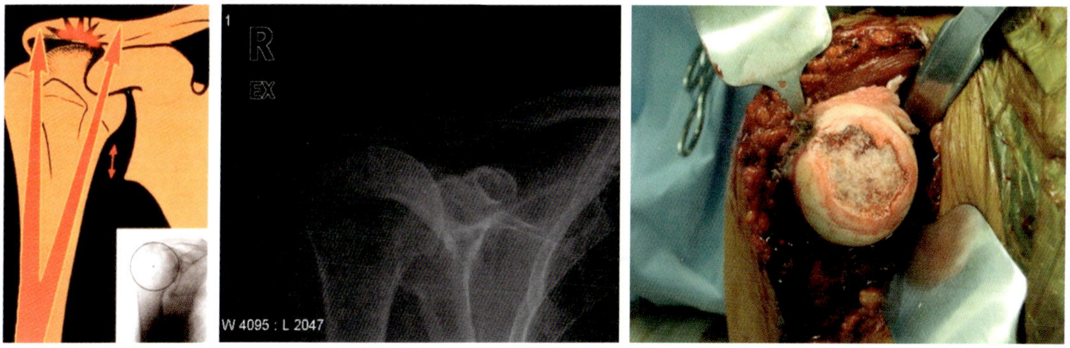

▲ 회전근 개가 파열되어 상완골 두가 전상방으로 이동해 관절면이 닳은 사진

치료

수술 치료: 견관절 역방향 인공 관절 치환술

회전근 개 파열은 대부분 관절 내시경 수술로 원래 위치에 꿰매는 것이 가능하나, 회전근 개 파열이 오래 지속된 경우, 즉 광범위 파열과 동반한 상완골 두의 상방 이동이 있으면 회전근 개 파열이 꿰맬 수 없는 상황이 됩니다. 이러한 경우, 통증 해소와 일상 생활이 가능한 기능 회복을 기대할 수 있는 술식이 견관절 역방향 인공 관절 치환술입니다. 가능하면 회전근 개를 원래 위치에 붙이는 것이 가장 이상적이지만, 관절 연골이 닳아버리는 관절염까지 회전근 개 파열과 동반된다면 회전근 개 복원술이 성공해도 관절염에 의한 통증이 해결되지 않으므로 통증이 계속되며, 이런 경우가 가장 좋은 적응증이라고 할 수 있습니다. 하지만 역방향 인공 관절 치환술은 그 역사가 길지 않고 장기간의 임상 결과가 아직 명확히 밝혀져 있지 않기 때문에 인공 관절 자체의 수명 등을 고려하여 가능하면 70세 이후의 환자에게만 적용을 제한하는 경우가 많습니다.

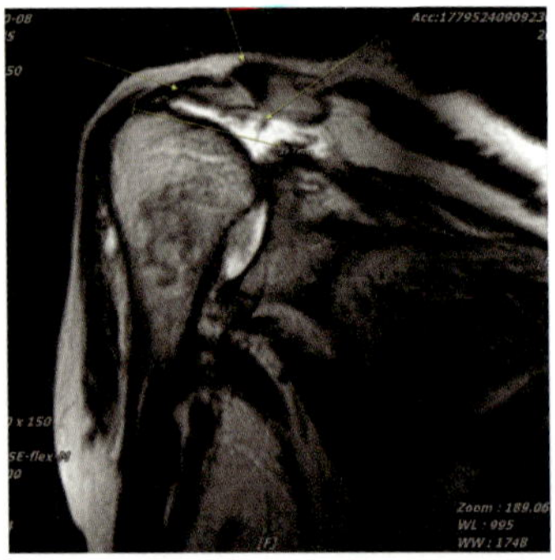

▲ 광범위 회전근 개 파열로 회전근 개를 꿰맬 수 없는 상태

견관절 역방향 인공 관절 치환술이란?

정상적인 어깨 관절에서 팔을 들어 올리는 데 있어 삼각근의 역할이 중요한데, 견관절 역방향 인공 관절이라는 특수한 디자인의 인공 관절로 기능을 못하는 회전근 개를 대체해 삼각근의 기능을 극대화한 수술이 견관절 역방향 인공 관절 치환술입니다. 즉, 그림에서처럼 어깨 회전의 축을 안쪽으로, 상완골을 아래쪽으로 이동시켜 어깨 외측 삼각근의 긴장 상태를 증가시키고 지렛대 거리를 늘림으로써 적은 힘으로 팔을 쉽게 들게 한 원리의 수술입니다. 정상적인 해부학적 모양과는 반대로, 상완골에는 소켓 형태의 관절을, 그리고 관절와에는 골두 모양의 인공물을 삽입하기 때문에 역방향 인공 관절이라고 합니다.

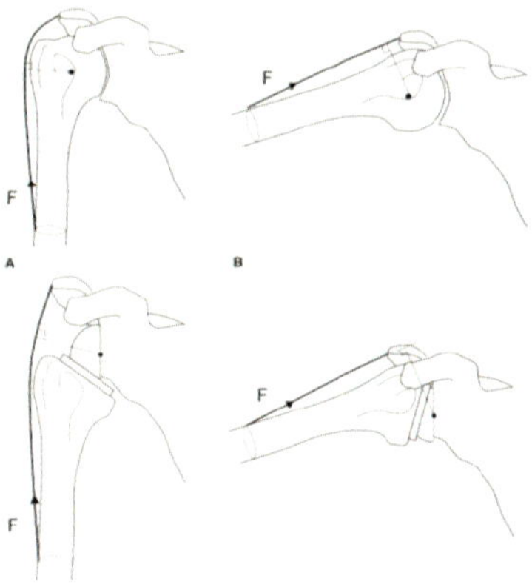

▲ 역방향 견관절 치환술의 원리

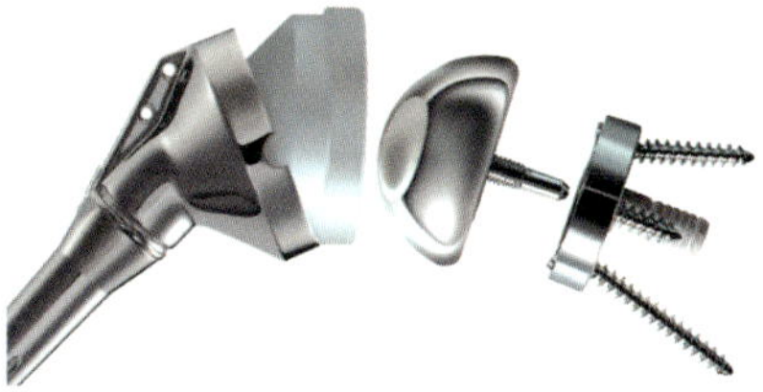

▲ 견관절 역방향 인공 관절 치환물의 실제 형태

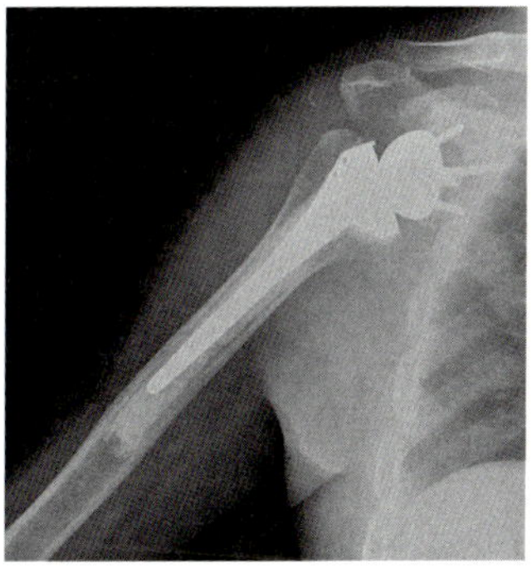

▲ 견관절 역방향 인공 관절 치환술

수술 후 재활 치료

수술 후 재활은 첫 6주간 보조기를 착용합니다(DVD: 수술 후 회복기 운동). 이 기간에는 수동적인 전방 거상 운동만 허용됩니다. 수술중 견갑하근을 떼었다가 다시 붙이기 때문에 수동적 외회전 운동은 금지됩니다. 수술 후 6주~3개월까지는 자기 힘으로 능동적 관절 범위 회복 운동을 하고, 3개월 후에는 단계적인 근력 강화 운동을 하게 됩니다(회전근 개 파열 편 참고).

◆삼각근 강화 운동

삼각근 강화 운동은 회전근 개 파열이나 다른 질환과는 달리, 견관절 역방향 인공 관절 수술 후 혹은 보존적인 치료를 하는 광범위 파열 환자에게 매우 중요합니다.

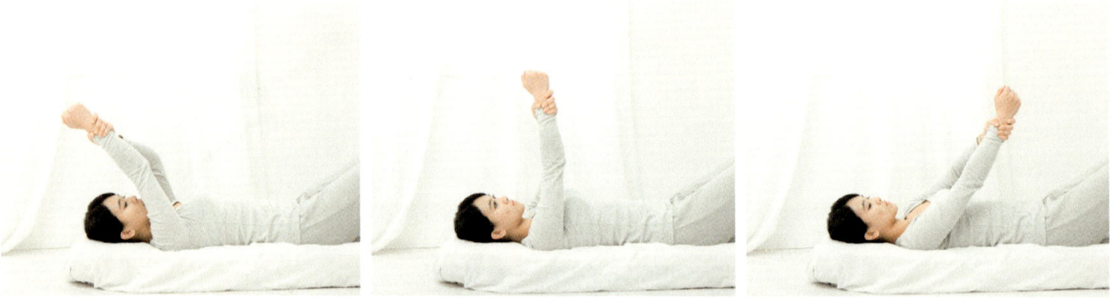

▲ 전방에서 버티기 및 앞뒤로 버티기 운동: 전방에서 버티기 운동은 20초부터 시작해서 가능한 시간까지 지속적으로 자세를 유지합니다. 반대편 손으로 전방에서 자세를 잡은 후 아픈 팔로만 버티기를 시행합니다.
앞뒤로 버티기 운동은 지속적으로 부드럽게 앞뒤로 움직이며 5분간 지속하거나 피로할 때까지 합니다. 반대편 손으로 보조하며 시작합니다.

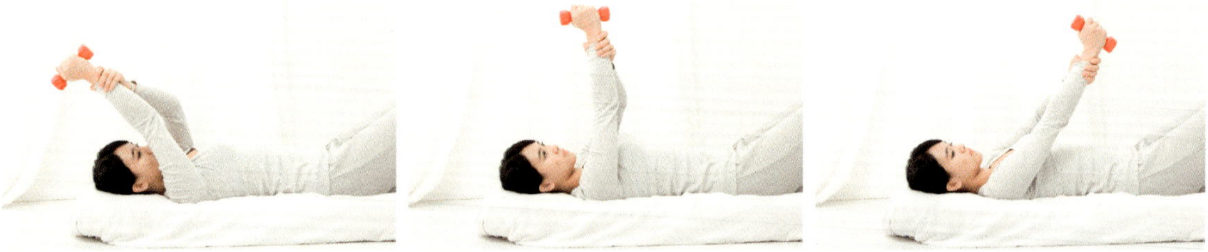

▲ 무게 늘리기 및 자세 바꾸기 운동: 무게 늘리기 운동과 자세 바꾸기 운동은 처음에는 빈 깡통이나 종이 정도의 무게로 시작해 점진적으로 1kg의 아령을 사용할 수 있도록 합니다.
◀ 자세 바꾸기는 누운 자세에서 앉는 자세, 궁극적으로는 서서 중력을 이기는 자세까지 각도를 늘려갑니다. 시작할 때는 등 뒤에 베개를 끼워 놓은 자세에서 스스로의 힘으로 중력을 이기는 자세를 취합니다.

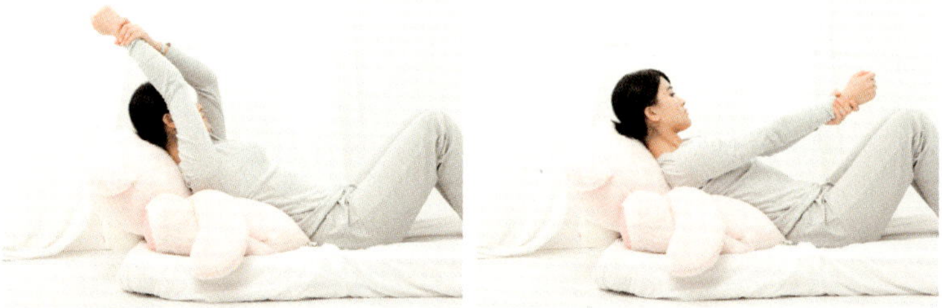

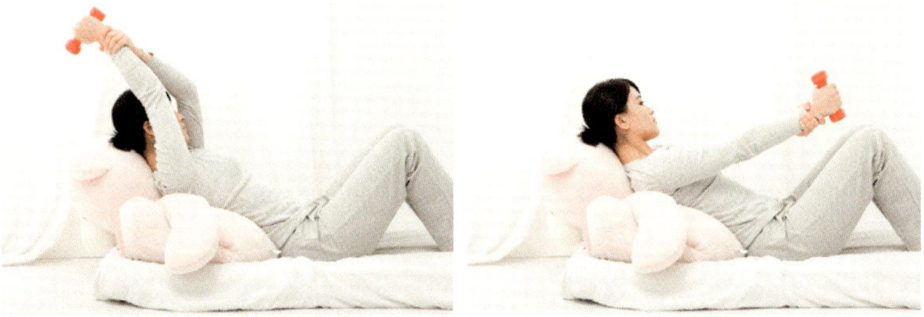

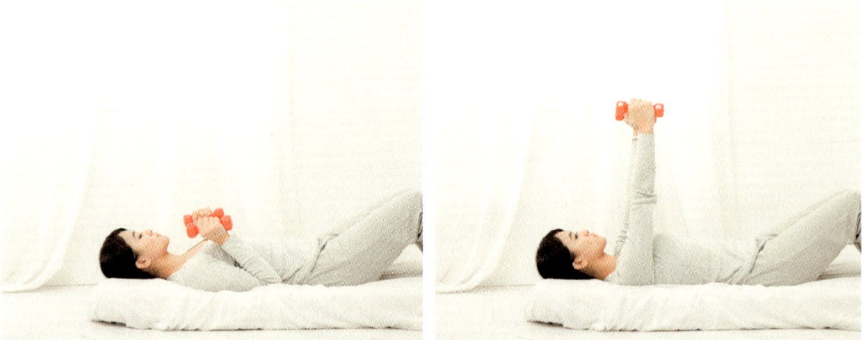

▲ 아령으로 운동하기-1: 누워서 아령을 들고 전방으로 팔을 뻗고 자세를 유지합니다. 1kg부터 시작하고, 점점 무게를 늘려갑니다.

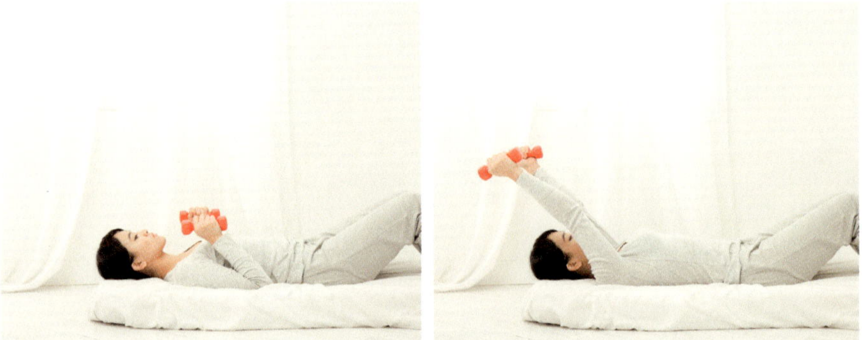

▲ 아령으로 운동하기-2

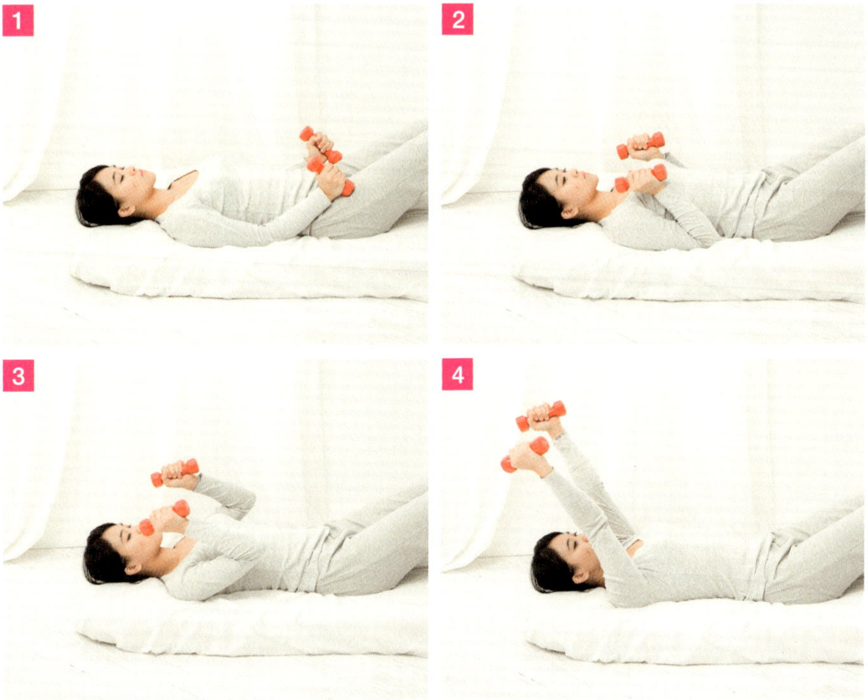

▲ 아령으로 운동하기–3

Chapter 5

골관절염(퇴행성 골관절염)

골관절염이란?

관절 연골은 뼈 끝 부분에서 관절면을 이루는 구조물로, 뼈 사이에서 충격을 흡수하고 부드러운 활주 표면을 만들어 관절을 부드럽게 움직이게 합니다.

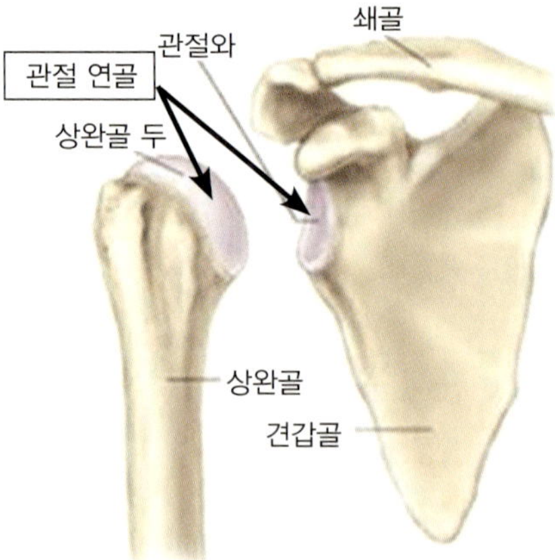

이러한 관절 연골이 점차 약해지고 마모가 일어나 부드러운 관절면이 점차 거칠어지는 질환이 관절염입니다. 방사선 사진상에서는 관절 공간이 좁아지고 관절면이 울퉁불퉁해지며 관절 아래쪽으로 뼈가 자라나는 모습(골극)을 흔히 관찰할 수 있습니다.

원인

이러한 관절염의 원인으로는 원발성 골관절염, 류마티스 관절염, 탈구 관절증, 외상성 관절염, 골괴사증, 회전근 개 파열 관절병증, 화농성 관절염

후유증 등이 있습니다. 비록 무릎 관절과 손가락 관절에 비해 어깨 관절염의 발생빈도는 적으나, 최근 노인 인구와 스포츠 활동 인구가 증가하면서 관절염의 빈도가 점차 증가하는 추세입니다.

증상

어깨 관절 골관절염이 발생하면 어깨 관절의 강직과 함께 운동 범위가 감소하고, 움직일 때 통증이 나타날 수 있습니다. 어깨 근육이 위축되거나 붓기도 하고 어깨 관절을 움직일 때 '으드득', '달카닥' 소리가 날 수 있습니다.

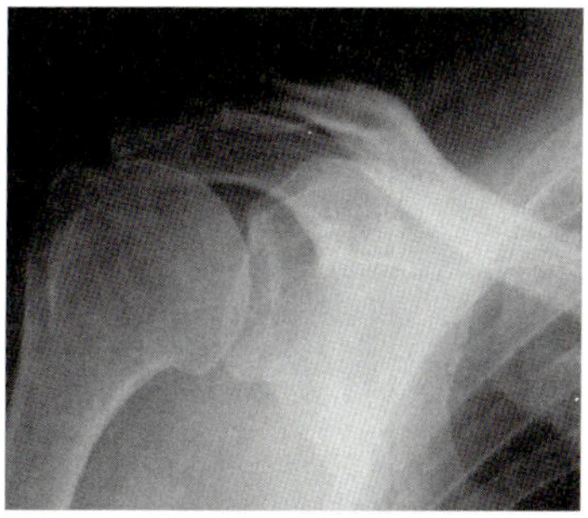

▲ 정상 어깨 관절의 방사선 사진

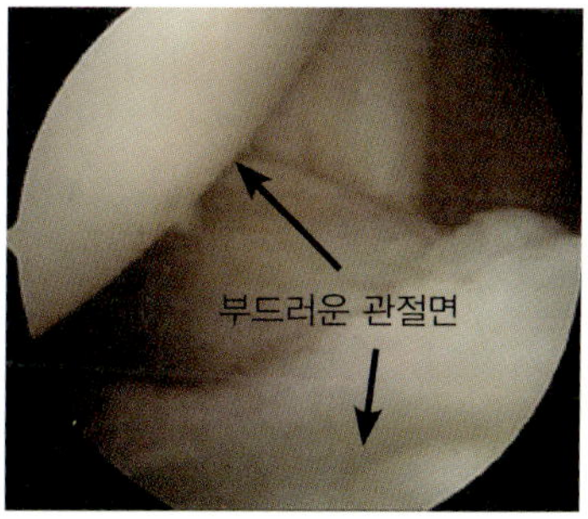

▲ 정상 어깨 관절의 관절경 소견

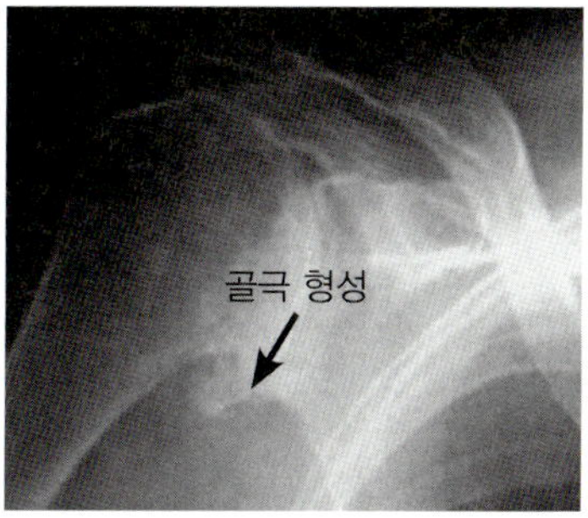

▲ 관절염이 발생한 어깨의 방사선 사진

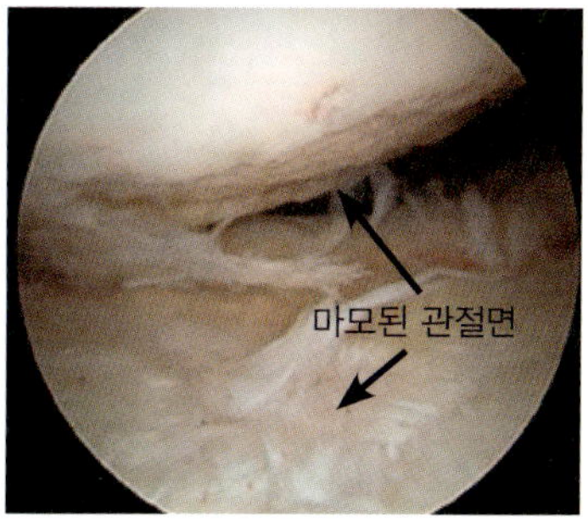

▲ 관절염이 발생한 어깨의 관절경 소견

예방

적절한 체중을 유지하고, 근력의 감소를 막기 위해 관절 범위 회복 운동이나 근력 강화 등 규칙적인 운동을 함으로써 관절의 유연성을 유지하고 관절염을 어느 정도 예방할 수 있습니다. 또 머리 위로 손을 드는 활동을 줄이고, 어깨에 통증이 발생하면 일단 휴식을 취하며 병이 진행되기 전에 발견할 수 있도록 조기에 전문의와 상담해야 합니다.

치료

비수술적 치료

더 이상의 관절 강직을 막고 관절 운동 범위를 회복하기 위해 물리 치료를 시행하고, 통증을 조절하고 염증 반응을 줄이기 위해 소염진통제를 투여합니다. 또 국소 스테로이드 주사를 시행할 수 있습니다.

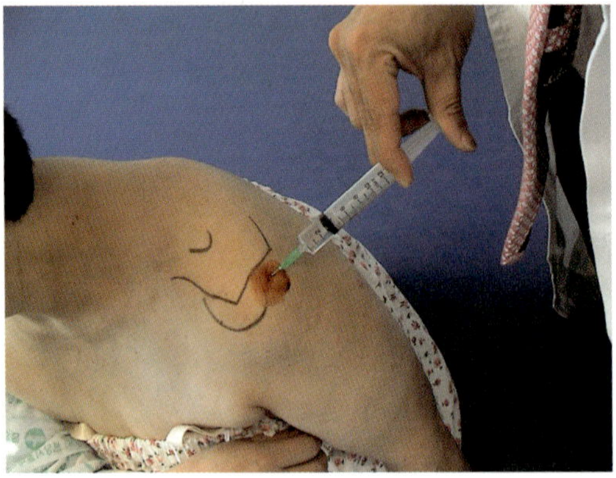

▲ 국소 스테로이드 주사를 시행하는 모습

수술 치료

보존적 치료에도 불구하고 통증과 관절의 강직이 지속되어 삶의 질이 저하된다고 판단될 경우 수술적 치료를 고려합니다. 관절의 강직과 통증은 옷을 입고 씻는 동작과 같은 기본적인 일상 동작에 제약을 주고 수면을 방해할 정도로 심한 고통을 야기할 수 있습니다. 관절염이 심하지 않은 경우 관절경을 이용해 관절의 손상 정도를 파악하고 염증 반응이 심한 활액막을 제거함으로써 치료 효과를 기대할 수 있으며, 일상 생활을 하기 힘들 정도로 관절염이 심한 경우 인공 관절 치환술을 하기도 합니다.

어깨 관절 인공 관절 치환술

인공 관절 치환술의 과정은 다음과 같습니다. 먼저 쇄골에서 팔 아래 쪽으로 피부를 절개하고 어깨 관절 쪽으로 접근합니다.

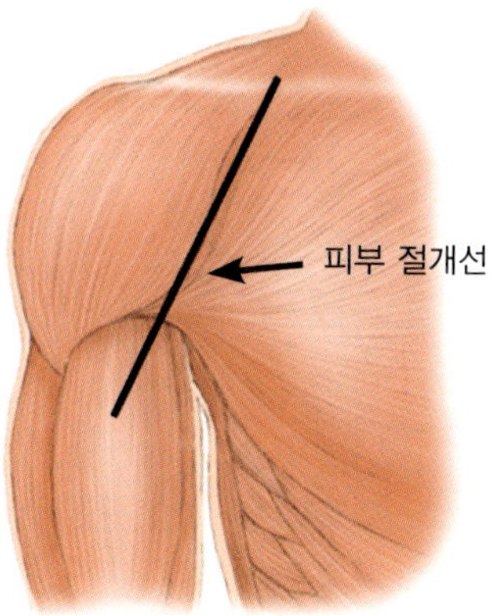

어깨 관절을 노출하고 상완골 두를 제거한 뒤 상완골 골수강 내에 터널을 만들고 관절와 표면을 다듬어 삽입물 삽입을 위한 준비를 합니다. 이후 상완골 인공 삽입물과 관절와 인공 삽입물을 삽입해 인공 관절 치환술을 완성합니다.

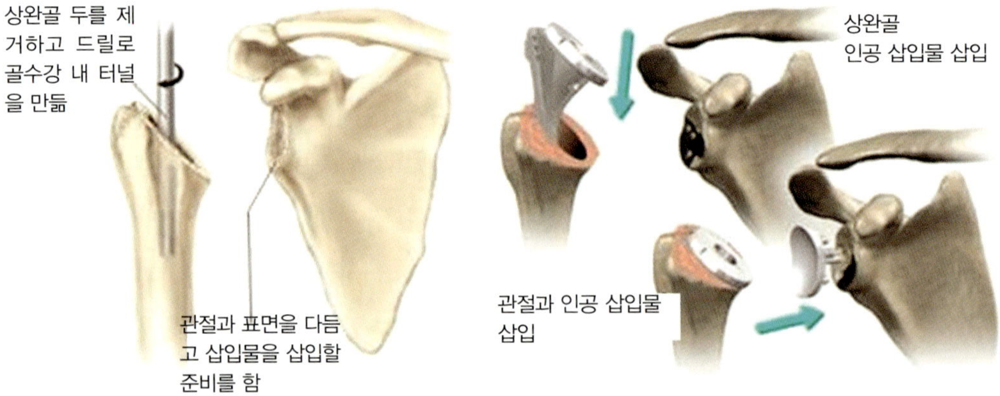

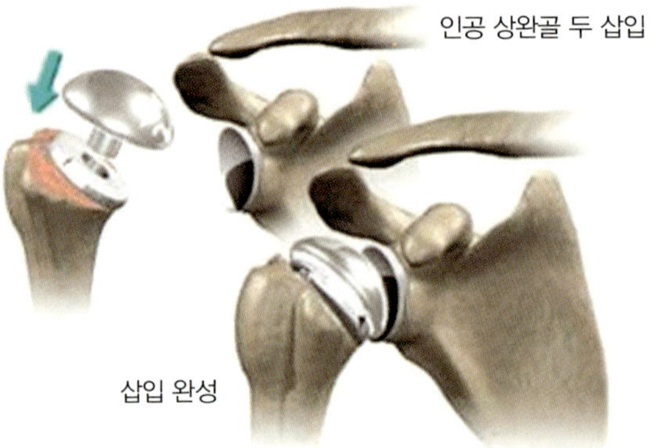

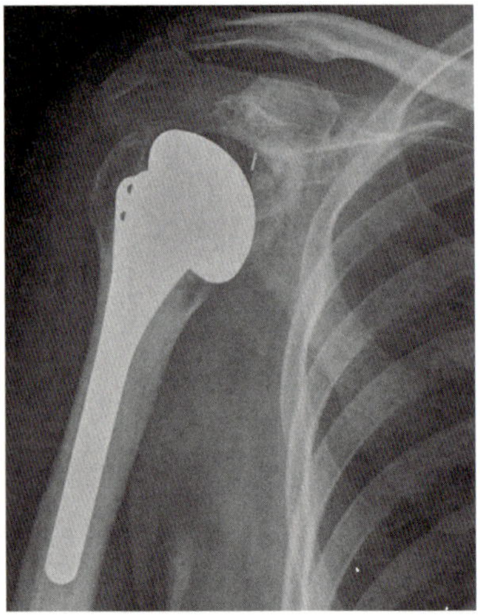
▲ 어깨 인공 관절 치환 수술 후 방사선 사진

어깨 인공 관절 치환술은 90~95%의 치료 성공률을 보입니다. 수술 후 어깨 관절 통증 감소와 어깨 운동 범위 증가 및 기능 향상을 통해, 보다 편안하고 독립적인 생활을 영위할 수 있고, 결과적으로 삶의 질 향상을 기대할 수 있습니다.

수술 후 합병증

수술 후 가능한 합병증으로는, 드물게 감염, 과다 출혈, 신경 손상 등이 있을 수 있고, 골절, 상완골 두의 아탈구 혹은 탈구, 삽입물 해리, 근력 저하 등이 있을 수 있습니다.

수술 후 재활 치료

수술 후 재활 치료는 크게 3단계로 나누어 진행합니다.

① 1단계(수술 후 6주째까지): 이 시기에는 어깨 관절 보조기를 착용하게 됩니다(DVD: 수술 후 회복기 운동). 수술 직후부터 어깨 으쓱하기, 능동적인 손가락 · 손목 · 팔꿈치 운동을 시행하고 지속 수동 운동 기계를 이용해 수동적으로 팔을 올리는 운동을 시행합니다. 또 제한적인 수동적 관절 범위 회복 운동으로 보호자가 팔을 들어주거나 벌려주는 운동을 병행합니다. 하지만, 회전근 개 파열의 재활과 달리 수동적 외회전 운동을 하면 안 됩니다. 인공 관절 수술시 전방의 견갑하근을 절제한 후 다시 붙였기 때문입니다. 아쿠아 치료를 시행할 수도 있습니다.

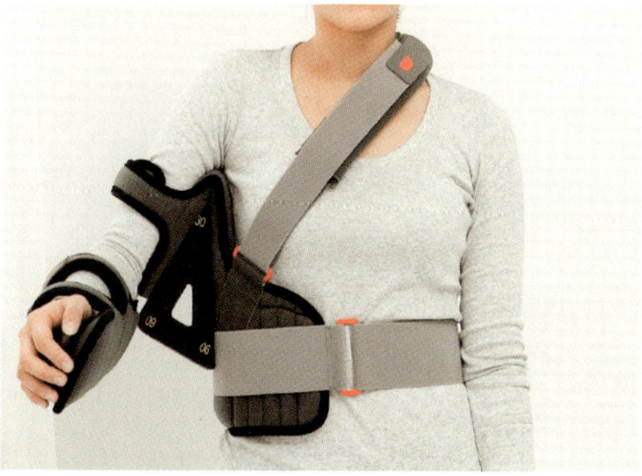

▲ 수술 후 착용하는 어깨 관절 보조기

② 2단계(수술 후 6~12주까지): 이 시기에는 보조기 착용을 끝내고 스스로의 힘으로 스트레칭 운동을 시행합니다. 일상 활동을 할 수 있으며, 골프를 예로 들면 퍼팅은 가능하지만 스윙은 금지됩니다(DVD: 회복기 1 – 봉을 이용한 운동).

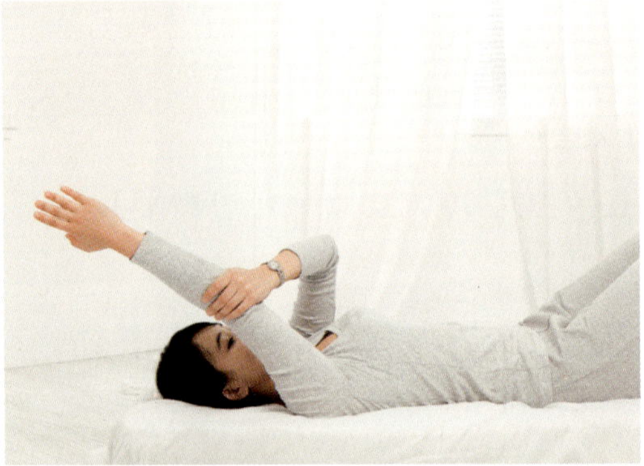

▲ 어깨 관절 스트레칭 운동

③ 3단계(수술 후 3개월 이후): 이때는 좀 더 강한 수준의 활동이 가능하고 근력 강화 운동을 시행하게 됩니다. 그러나 경쟁적인 스포츠 활동은 수술 6개월 이후에 시작할 수 있습니다(DVD: 근력 강화 1 – 등척성 운동, 근력 강화 2 – 고무줄을 이용한 운동).

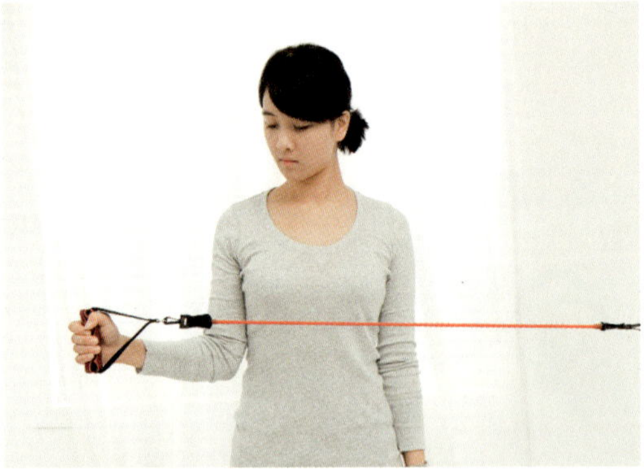

▲ 치료용 밴드를 이용한 근력 강화 운동

※유의사항

어깨 관절 치환술 후 추천 · 허용되는 운동으로는 조깅, 수영, 복식 테니스, 자전거, 볼링, 낮은 강도의 에어로빅, 골프, 스케이트 등이 있으며 체조나 하키, 미식 축구와 같은 격렬한 운동은 피해야 합니다. 강도가 높은 에어로빅이나 야구, 핸드볼, 승마, 라켓볼, 단식 테니스, 인라인 스케이트, 축구, 웨이트 트레이닝 등은 아직 효과에 대한 결론이 나지 않은 운동입니다. 담당 선생님과 상의해 운동 가능 여부를 결정하도록 합니다.

Chapter 6

견관절 불안정성

견관절 불안정성이란?

어깨 관절은 볼-소켓 모양의 관절입니다. 어깨의 안정성은 주로 어깨 관절의 물렁뼈 조직인 관절순과 어깨를 싸고 있는 관절막에 의해 유지됩니다. 관절순이란 관절 연골과 비슷하게 관절와를 360도 감싸고 있는 구조물이며, 관절막은 상완골에서 관절순으로 이행하는 인대의 연장으로 이루어집니다. 이 두 구조물이 손상을 받으면 어깨의 탈구가 일어나게 됩니다. 이는 주로 팔을 머리 위, 그리고 뒤로 뻗은 상태로 추락하거나 축구나 럭비 같은 접촉성 운동을 할 때 발생합니다.

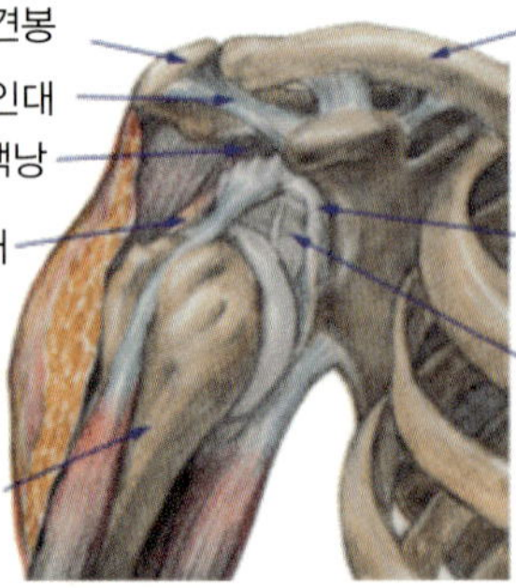

▲ 정상 어깨 관절 형태

증상: 습관성 탈구와 방카르트 병변

한번 어깨가 빠지고 난 후, 20대나 그 이하의 젊은 환자들에게는 60~70% 이상의 높은 재발율을 보여 습관성 탈구로 진행하는 경우가 많고, 60세 이상의 환자군에서는 재발율은 낮으나 어깨가 빠지면서 어깨를 이루는 주요 근육인 회전근 개 파열이 40% 정도 동반된다고 합니다. 반복해서 탈구가 일어나면 기지개 펴다가, 혹은 잠을 자다가도 빠지며 약간만 팔을 바깥으로 돌려도 빠지는 경우가 생깁니다. 어깨가 빠지는 방향은 대부분 전방이며, 상완골이 탈구되면서 관절순이 찢어질 수 있는데, 이를 방카르트 병변이라 합니다.

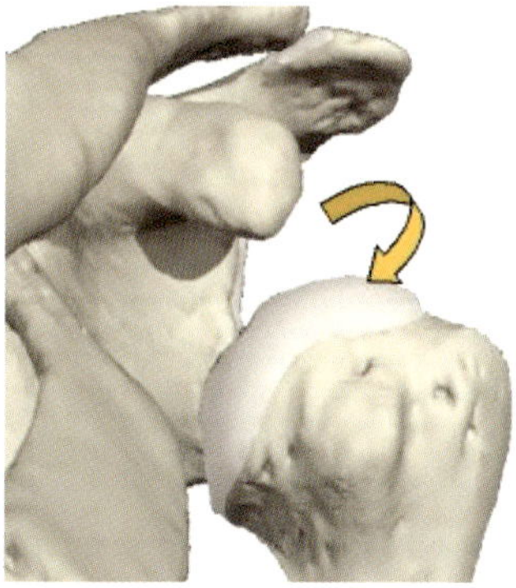

▲ 좌측 견관절이 전방으로 탈구된 모습

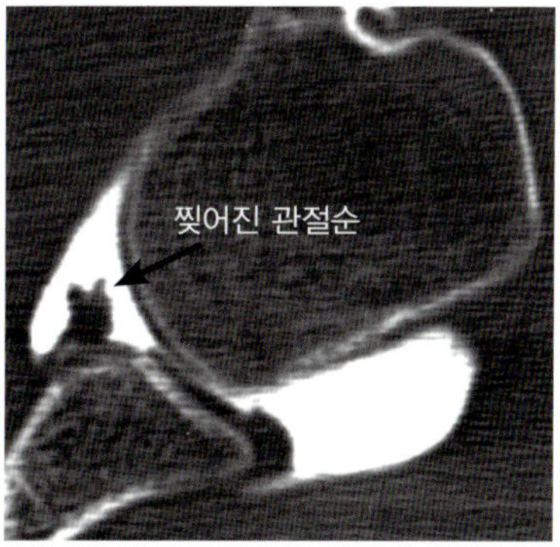

▲ 찢어진 관절순의 조영제 CT 사진

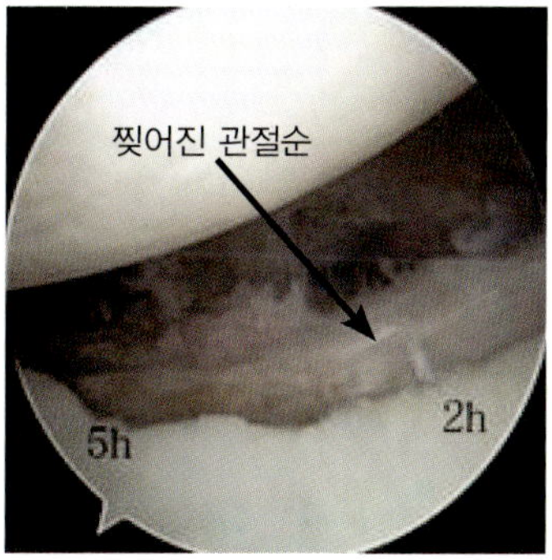

▲ 찢어진 관절순의 관절경 소견

예방

견관절 주위의 강력한 근육들(특히 내회전 및 외회전 근육)이 어깨의 탈구나 아탈구와 같은 불안정성의 예방에 중요합니다. 또 격렬한 운동을 하기 전에는 충분히 준비 운동으로 관절의 유연성을 높여 탈구를 예방합니다.

치료

비수술적 치료

최초 탈구인 경우 대부분 비수술적 요법이 적용됩니다. 하지만 장기간의 고정이 재발율에 큰 영향을 미치지 않는다고 알려졌기 때문에 3~4주 내에 환자에게 근력 강화 운동을 하게 합니다. 환자는 그림과 같은 외회전 보조기를 차기도 하며, 3개월 정도의 치료로 정상 측과 같은 정도의 관절 운동 범위와 근력을 회복하였다면, 다치기 전의 활동으로 복귀하도록 합니다.

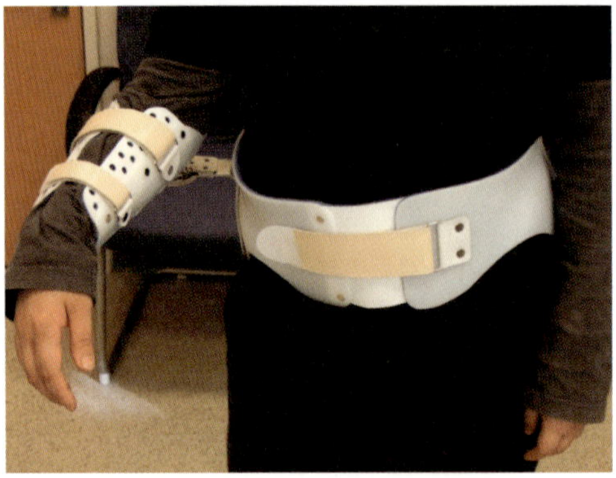

▲ 외회전 보조기를 하고 있는 모습

수술 치료

수술적 치료는 높은 재발성을 보이는 병변으로 일상 생활이나 운동에 지장을 주는 경우, 동통을 수반하거나 모든 비수술적 처치에도 계속 관절 운동에 제한이 있는 경우 등에 시행합니다. 여기에는 절개를 가해 수술하는 개방적 방법과 관절경을 사용하는 수술 방법이 있으며, 최근에는 관절경을 이용해 실이 달린 특수 나사를 뼈에 삽입하고, 나사에 달린 실로 떨어진 관절순과 늘어난 관절막을 당겨 봉합하는 수술이 널리 시행됩니다.

수술 후 대부분 결과가 좋고 재탈구율은 10% 미만입니다. 또한 대부분의 환자가 외상 전 운동 수준으로 돌아갈 수 있습니다.

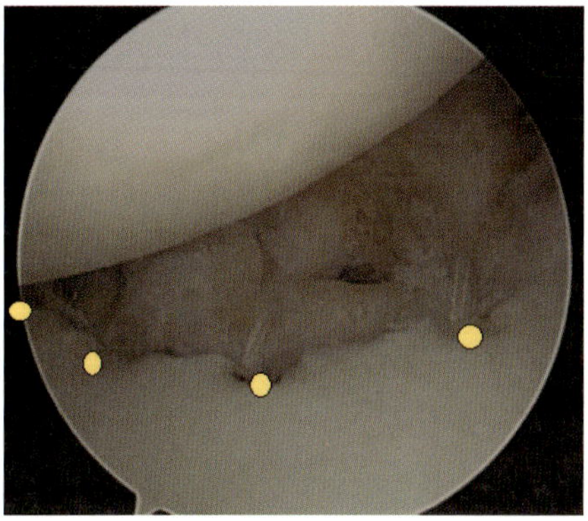

▲ 관절순을 생체 흡수성 나사로 봉합한 관절경 소견

수술 후 재활 치료

수술 후 재활 치료는 3단계에 걸쳐 이루어집니다. 1단계로는 6주간 보조기를 착용한 채 어깨 으쓱하기, 손목 · 손 · 팔꿈치 운동을 합니다(DVD: 수술 후 회복기 운동). 이 기간에는 수동적 스트레칭 운동을 하지는 않습니다. 6주 후 보조기를 제거한 뒤에는 기계나 자기 힘, 아프지 않은 팔을 이용한 스트레칭 운동, 보조자가 도와주는 관절 범위 회복 운동을 합니다. 이때 일상 생활은 가능하나, 투구 동작, 골프 스윙 등은 불가능합니다(DVD: 회복기 1-봉을 이용한 운동). 3개월 이후로는 고무줄 등을 이용한 근력 강화 운동을 시행하고, 수술 후 6개월이 지나야 접촉성 운동을 포함한 모든 운동이 허용됩니다(DVD: 근력강화 1-등척성 운동, 근력강화 2-고무줄을 이용한 운동. 해당되는 재활 운동 그림은 회전근 개 파열 편 참고).

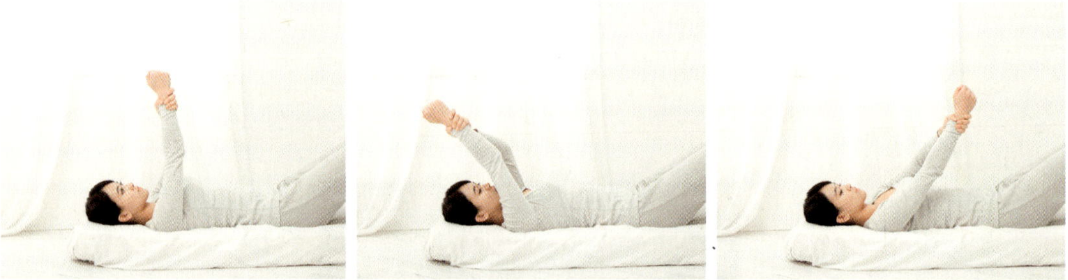

▲ 자기 힘으로 하는 스트레칭 운동

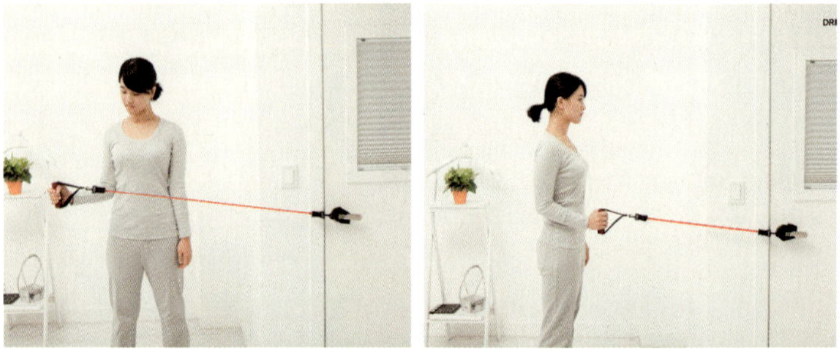

▲ 고무줄을 이용한 근력 강화 운동

Chapter 7

SLAP(상부 관절와 순 전후) 병변

SLAP(상부 관절와 순 전후) 병변이란?

어깨 관절은 상완골과 견갑골로 이루어진 구형(볼-소켓) 관절입니다. 여기서 소켓에 해당하는 관절면 부분을 관절와라고 하며, 여기는 관절순이라는 물렁뼈 같은 조직이 360도 전장에 걸쳐 붙어 있습니다. 이 관절순은 일종의 연골로서 관절와를 깊게 하고 어깨 관절의 안정을 돕습니다. 관절순의 상부에는 소위 "알통"을 만드는 이두박근의 건이 부착되는데, 이 부위의 관절순이 뼈에서 분리되는 병변을 상부 관절와 순 전후 병변(SLAP lesion)이라고 합니다.

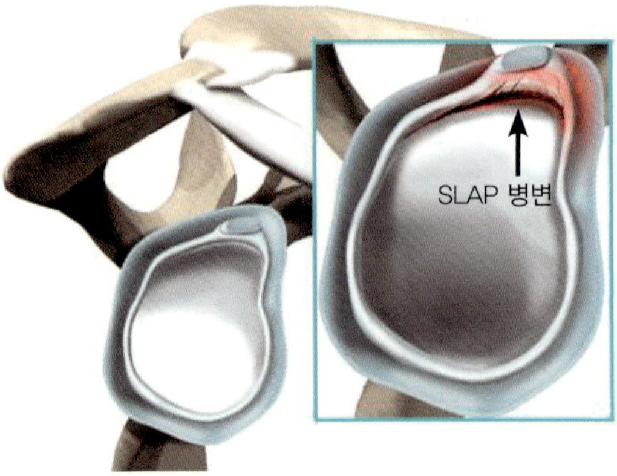

▲ SLAP 병변의 모식도

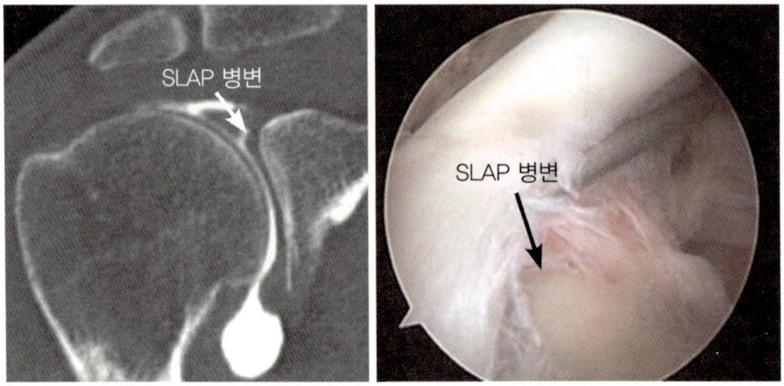

▲ SLAP 병변의 관절 조영 CT 사진 및 관절경 소견

분류

SLAP 병변은 세부적으로 여러 종류가 있지만 기본적으로 1형부터 4형까지로 구분해볼 수 있으며, 1형은 관절순에 마모가 일어난 형태이고, 2형은 이두건으로 연장되는 관절순 파열이 있는 경우이며, 3형은 이두건에는 이상 없이 관절순이 양동이 모양으로 파열된 경우, 그리고 4형은 이러한 양동이 모양의 관절순 파열이 이두건까지 연장된 형태입니다.

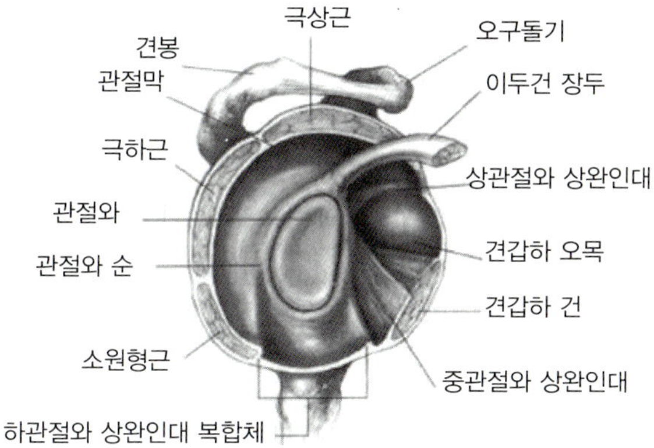

▲ 정상적인 관절순과 이두건을 보이는 어깨 관절을 안쪽에서 본 모습

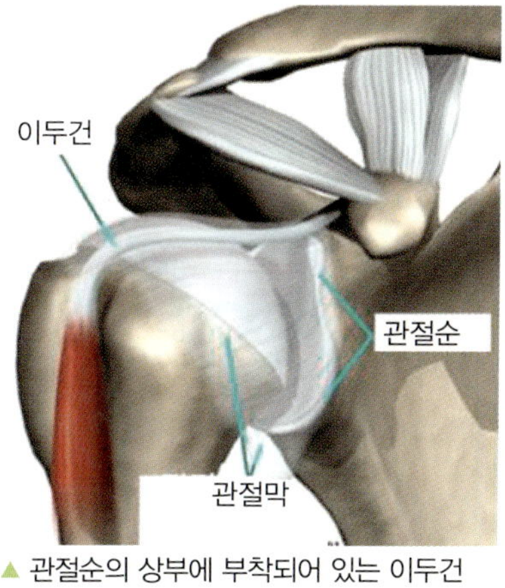

▲ 관절순의 상부에 부착되어 있는 이두건

원인

견인 손상과 신장력에 의해 유발될 수 있으며 이두박근을 당기는 힘은 관절와 순을 벗겨내는 힘(박피 기전)으로 작용할 수 있습니다. 팔을 벌리고 외회전하는 자세에서 이러한 박피 기전이 계속 작용해 SLAP 병변이 더욱 커지게 되며 야구, 농구, 테니스 등 팔을 머리 위로 많이 올리는 운동 선수에게서 많이 나타납니다. 한 팔을 뻗친 상태에서 넘어질 때 발생하는 압박 손상이나 직접적인 가격 등에 의해서도 유발될 수 있습니다.

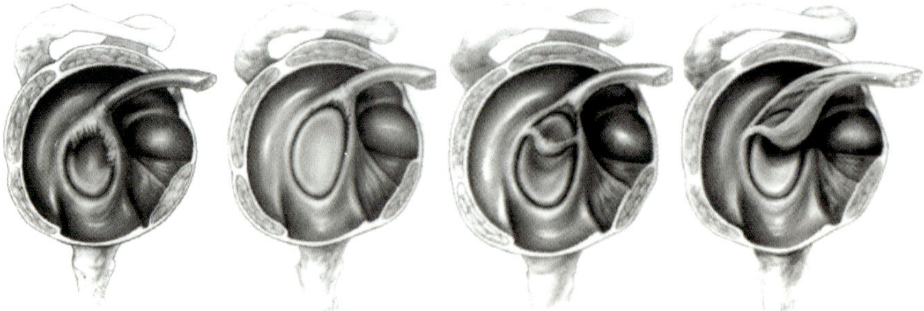

▲ SLAP 1형 ▲ SLAP 2형 ▲ SLAP 3형 ▲ SLAP 4형

치료

비수술적 치료

일단 MRI나 CT 검사에서 SLAP 병변이 보인다고 해도 수술적 치료가 필요한 경우는 10~20% 정도뿐입니다. 이러한 병변은 퇴행성으로도 발생할 수 있고, 정상적인 변이지만 원래의 공간이 깊어서 마치 SLAP 병변처럼 보이기도 하기 때문에 환자의 증상이 실제로 SLAP 병변에 의한 것인지 감별하

는 것이 우선입니다. 6개월 이상의 보존적 치료가 필요한 것이 그 때문입니다.

SLAP 병변이 환자의 증상과 관련된다면 보존적 치료로는 대개 증상의 호전이 어렵고, 불확실한 증상으로 인해 정확한 진단이 되지 않아 진단과 치료가 늦어지는 경우가 많습니다. 그러나 팔을 머리 위로 올리는 운동을 하지 않는 경우 증상이 발현되지 않아 일상 생활에서는 큰 불편을 느끼지 않기 때문에 관절경적 검사와 치료를 결정하기 전에 물리 치료, 그리고 투구 자세 교정 등의 보존적 치료를 먼저 시행합니다.

수술 치료

수술적 치료는 보통 전신마취 상태에서 관절경을 이용해 실이 달린 특수 나사를 뼈에 삽입하고 떨어져 나간 관절순 부분을 다시 뼈에 붙여 고정하는 수술을 주로 시행합니다.

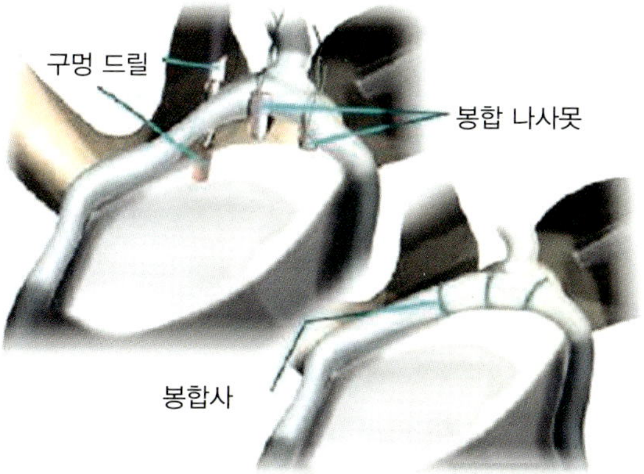

▲ 관절경적 관절순 봉합술을 시행하는 모식도

이러한 관절경적 봉합술을 시행한 경우 환자의 95% 정도가 만족스러운 결과를 얻는 것으로, 90% 이상에서 파열 전 수준으로 어깨 기능을 회복

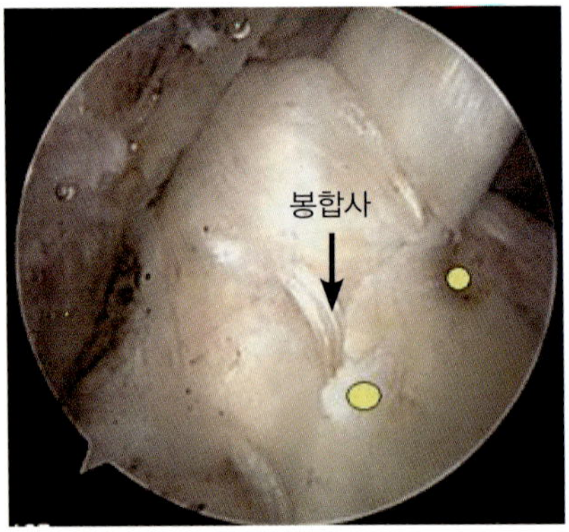

▲ 관절순 봉합술 후 관절경 사진

할 수 있는 것으로 알려져 있습니다. 2형 SLAP 병변이 있는 중년 이후 환자나 이두건의 병변이 있는 경우 SLAP 병변의 복원술만으로는 이두건 증상의 호전을 기대할 수 없기 때문에 이두건 고정술이나 이두건 절단술을 시행하기도 하며 만족스러운 결과가 보고됩니다.

수술 후 합병증

수술 후 합병증으로는 드물게 회전근 개 파열, 어깨 관절 강직, 관절염, 감염, 신경 손상 등이 있을 수 있습니다.

수술 후 재활 치료

① 1단계(수술 후 1개월까지): 이 기간에는 어깨 관절 보조기를 착용합니다. 수술 직후부터 어깨 으쓱하기나 손가락, 손목, 팔꿈치의 능동적 운동을 시작하고 기계를 이용하거나, 보호자 혹은 반대쪽 팔의 도움으로 어깨 관절의 수동적 관절 범위 회복 운동을 시행합니다. SLAP 병변의 가장 흔하고 중요한 합병증이 관절 강직이므로 보조기를 착용하는 1개월간의 수동적 관절 운동은 매우 중요합니다(DVD: 수술 후 회복기 운동).

② 2단계(수술 후 2~3개월까지): 이 시기에는 봉 등을 이용한 어깨 관절의 능동적-보조적 운

동과 능동적인 운동을 시행합니다. 일상 동작이 허용되나 공 던지는 자세와 같이 어깨를 벌리고 외회전하는 자세는 주의해야 합니다(DVD: 회복기 1 - 봉을 이용한 운동).

③ 3단계(수술 후 6개월까지): 이 시기에는 근력 강화 운동을 시행합니다. 등척성 근력 강화 운동, 치료용 밴드나 아령을 이용하는 운동, 그리고 견갑골 주변근 강화 운동이 있습니다(회전근 개 파열 편 참고). 수술 후 6개월 이후에는 야구를 포함한 수영, 테니스, 배구 등의 운동도 가능합니다(DVD: 근력강화 1 - 등척성 운동, 근력강화 2 - 고무줄을 이용한 운동).